Désirée Nick

Der Lack bleibt dran!

Mein ultimatives Anti-Anti-Aging-Buch

Dieses Werk sei unserem lieben Onkel und Wegbegleiter Manfred S. gewidmet – weil er es verdient hat!

DÉSIRÉE NICK

DER LACK BLEIBT DRAN!

Mein ultimatives Anti-Anti-Aging-Buch

Das Leben ist kurz, also genießt jeden einzelnen Tag
und erfreut euch an den gottverdammten Rosen.
Und hier noch ein Tipp:
nie mehr abbeißen, als man schlucken kann!

INHALT

DIES IST DAS BUCH, DAS KEINER SCHREIBEN WOLLTE!

Ein Leben nach 40, ein Leben nach 50 … das mag ja noch eine vielversprechende Aussicht sein: Man ist über den Berg, der Aufstieg war mühsam, aber die Aussichten sind spektakulär. Aber ein Leben nach 60? Klingt nicht unbedingt sexy! Da kommen doch Themen wie Frührente, Rheuma, Rücken ins Spiel. Galten Junggebliebene in diesem Alter einst nicht gar als rüstig, agil, flott?

Das Schöne ist: Rücken, Versorgungsamt, Umschulung, Schuppenflechte, Laktoseintoleranz, Nussallergie, Neurodermitis, Plattfuß – die Verbreitung dieser „Alterserscheinungen" gibt es bereits in der werberelevanten Zielgruppe der 16- bis 39-Jährigen und befindet sich seit zehn Jahren stabil auf einem Allzeithoch! Wir über 60-Jährigen sind darüber also schon hinweg und werden davon nicht mehr betroffen sein. Immerhin haben wir HIV, Rinderwahn, Vogelgrippe und die Wende überstanden, uns also unmerklich zu Langstreckenläufern entwickelt.

Somit ist eines gewiss: Die Generation der Babyboomer wird das Leben ab 60 neu erfinden, so wie sie auch sonst alles auf den Kopf gestellt hat. Und aus jenen, die zwischen 1955 und dem Pillenknick gegen Ende der 60er-Jahre geboren sind, besteht nun mal unsere Gesellschaft zu 25 Prozent. Macht rund 20 Millionen Bürger, die von mir Autogramme und ein Selfie möchten und mit mir im selben Boot sitzen! Wenn die alle ins Rentenalter kommen und über 60 sind, kommt keiner mehr an uns „Better-than-ever-Agern" vorbei! Da waren die *Golden Girls* so was wie unsere Warm-up-Vorgruppe …

Und genauso wie meine Generation einst aus politischen Gründen ihre BHs verbrannt, Emanzipation, Gleichstellung, LGBTQ-Communitys und die Wende initiiert hat, werden sich die Revoluzzer von damals auch im Rentenalter neu definieren. Immerhin stehen uns ab 60 noch 40 glückliche Jahre bevor. 100 Jahre alt zu werden galt einst als utopisches Ziel, ist heute aber in vielen Ländern kein Thema mehr. Wir sollten alle schon jetzt anfangen, unseren 100. Geburtstag zu planen … solange wir noch bei Trost sind. Denn 60 ist kein Alter – zumindest, wenn man 100 ist!

Ich werde in Talkshows oft gefragt: „Was sollen die Leute in 100 Jahren einmal über dich sagen?" Ich will, das man sagt: „Wow! Sieht die aber gut aus für ihr Alter!" Bis jetzt hat es ja geklappt, all den Klischees ein Schnippchen zu schlagen und nicht den üblen Weissagungen zu entsprechen, die generell jedem Leben nach 40 prophezeit werden:

- „Warte nur, bis du in die Wechseljahre kommst, da gehst du auseinander wie ein Hefekloß."
- „Bei Oma kamen der Muttispeck und die dicken Beine auch erst nach 50."
- „Wir haben alle nach dem Klimakterium Krampfadern bekommen und eine Wampe."
- „Na wart's nur ab, als Frau jenseits der 50 wirst du unsichtbar."

Bullshit, kann ich da nur sagen! Nichts von dem hat sich bislang bewahrheitet, und genauso attraktiv, gut gelaunt und erhaben werde ich den nächsten 40 Jahren entgegensehen. Nicht nur dass ich ab 40 sowieso immer attraktiver geworden bin, ich sah nie besser aus als heute. Mag am Typ liegen, für mich ist es beschlossene Sache, dass ich mit 80 Jahren von allen die Schönste sein werde. Und ich weiß genau, wie das geht! Diese Geheimnisse will ich nicht einmal für mich behalten, sondern selbstlos und großzügig mit Ihnen teilen! Muss ich gar nicht, aber ich tue es gern: Denn ein Wandel findet statt – und ich bin die Gallionsfigur!

Suchen wir nicht alle das Leben hinter dem Regenbogen? Woher kommt bloß der Zauber dieser Sehnsucht und warum vergessen wir die Ausrüstung? Wir sollten nämlich daran denken, einen Schirm mitzunehmen, wenn wir den schillernden Farben des Traums von der Unsterblichkeit folgen! Ohne dunkle Wolken gibt es nun mal keinen Regenbogen! Man muss sich schon bewusst für die rechten Pfade des Lebens entscheiden. Und zum Leben gehört auch, dass es nicht immer leicht ist. Nur an Herausforderungen können wir wachsen, einzig der Charakter verleiht Substanz. Die Individualität zu bewahren und dem eigenen Stil treu zu bleiben mag zwar nicht der bequeme Weg sein, aber er ist der aufrichtige und auf lange Sicht der mental und emotional gesündere. Und irgendwann hat eben jeder das Gesicht, das er verdient. Bei mir hat sich das Äußere im Lauf der Jahre der inneren Schönheit angepasst! Wäre ich ein Buch, dann mit Sicherheit ein haptisch einladendes Coffee-Table-Hochglanzwerk. Und in diesem offenen Buch lasse ich Sie gern lesen.

Aber bitte beurteilen Sie mich nicht nur nach dem Cover, nein, ich vermittle wirklich wertvolle Inhalte. Manche Leute spielen Klavier, andere machen Sudoku, schauen Netflix-Serien, kochen asiatisch oder gehen auf Dinnerpartys. Ich schreibe gern Bücher. Es ist ein direkter, persönlicher Austausch mit dem Publikum, ein Gespräch unter Vertrauten und Freunden, die sich füreinander Zeit nehmen und etwas zu geben haben.

In diesem Buch werde ich praktische Anleitungen, Tipps und Methoden vermitteln, die für jeden umsetzbar sind. Und zwar ohne dass man erst eine neue Küche einbauen oder den ultimativen Weber Grill anschaffen muss. Kennen wir doch alle: Man hat sich vorgenommen, ein perfektes Dinner aufzutischen, und im Lauf der Vorbereitung bemerkt man: Mist, ich habe ja nicht mal die richtige Ausstattung dafür!

Wie oft scheitern Projekte vermeintlich schon daran, dass man gar nicht das hochgestochene Equipment, den richtigen Mörser, den Alleskönner Thermomix mit zehn Funktionen und einem Anschaffungspreis von 1.000 Euro besitzt, um Rezepte umsetzen zu können. Was nützen all diese schicken Empfehlungen, wenn einem die eigene Lebenswirklichkeit einen Strich durch die Rechnung macht? Menüs, die drei Stunden Vorbereitung erfordern, die Anschaffung einer Eismaschine für 400 Euro voraussetzen, für ein seltenes Gewürz einen Ausflug in die Delikatessenabteilung nötig machen – das können Sie alles vergessen. Hier hingegen liefere ich wertvolle praktische Ratschläge völlig kostenfrei, und bevor es losgeht, braucht man nicht mal einen Vertrag zu unterschreiben!

Legen Sie die Beine hoch, machen Sie sich eine schöne Tasse Tee und seien Sie gewiss: Unser Jungbrunnen entspringt unseren Gedanken! Selbst Heidi Klum hat mich nach meinem Erfolgsrezept gefragt. Die Antwort ist einfach: Ich bin wach, wenn andere schlafen!

Wir können den Lauf der Welt nicht verändern und das Alter nicht bezwingen, aber wir können die Segel setzen und in den richtigen Gewässern schippern. Uns neu aufstellen, von Ballast befreien, selektieren, den Thermostat neu einstellen, Überflüssiges entsorgen, neue Horizonte erobern. Dinge angehen, von denen wir immer geträumt haben, die wir irgendwann verworfen oder ad acta gelegt haben: Das ist unser Programm für die nächste Dekade! Alles eine Frage der richtigen Haltung, der Aura und der Attitüde.

Reisen Sie in ein Land, das Sie bislang nicht interessiert hat. Sie werden erstaunt sein! Besuchen Sie ein Rockkonzert, wenn Sie noch nie eines erlebt haben. Erobern Sie Strände, Städte und Regionen, die Sie bis heute übersehen haben. Legen Sie sich ein Hobby zu, kleiden Sie sich komplett neu ein, lernen Sie online eine Sprache, ja, ändern

Sie Ihren gesamten Lebensrhythmus. Solche Aktionen setzen ungeahnte Energien frei und geben neue Impulse. Mein eigener lang gehegter Traum ist es, einem Gospelchor beizutreten. Und das werde ich auch tun, sobald es die Zeit erlaubt! Und danach lerne ich jodeln, Ski fahren und reiten.

Der Wind, der mir dabei möglicherweise ins Gesicht schlägt, ist Teil der Herausforderung. Ich weiß das nur zu gut, da es mir nie leicht gemacht wurde. Als Person, die „polarisiert", wie es nur allzu gern euphemistisch umschrieben wir, weiß ich nur zu gut, was Neid bedeutet. Auch ich schaue wehmütig auf zu Menschen, deren sagenhaften Reichtum ich mir ein Leben lang erträumt habe, deren verführerischer Lifestyle genau das ist, was ich mir von einer guten Fee wünschen würde. Jedoch habe ich erfahren dürfen, dass es Verschwendung von mentaler und moralischer Energie ist, diese Superreichen zu beneiden. Und ich verrate Ihnen gern, warum: Egal ob man einen 20 Jahre alten Toyota fährt oder den coolsten Aston Martin: Am Ende des Tages stehst du damit im selben Stau!

Es ist wahrlich nicht leicht, in einer Welt aus Tand und Talmi ein funkelnder Diamant zu sein. Wie ich mir mein Feuer bewahre und meinen Glanz und Glamour erhalte, das präsentiere ich Ihnen, meinen Fans, Followern, Freunden und Feinden in tiefer Verbundenheit mit diesem Regelwerk! Legen Sie los, werden Sie die beste Version Ihrer selbst! Noch ist es nicht zu spät – wir sind erst 60!

Von Herzen, Ihre

Désirée la Nick

IMAGE

DAFÜR BIN ICH ZU ALT

Das Allerbeste am 60. Geburtstag ist, dass man wohlonduliert und voller Selbstbewusstsein aus tiefster Überzeugung zu allem, was unpassend oder nervig scheint, sagen kann: „Danke schön, dafür bin ich zu alt."

Mit dieser selbstbewussten Haltung unverhohlen ein solches Bekenntnis kundzutun wurde hart erkämpft. Und genau diese Aussage wurde mir zum persönlichen Mantra. Was für eine Errungenschaft ist es doch, ja welcher Luxus, alles, was mir schon immer auf den Zeiger ging, mit solch einem knappen Statement abzutun, während ich mich früher eher mühselig aus der Affäre gezogen hätte. Denn die Botschaft, die man damit liefert, bedeutet viel mehr, als für irgendetwas zu alt zu sein. Im Klartext heißt es nämlich nicht, zu alt zu sein, sondern schlau zu sein! Es ist ein Understatement, das eigentlich vermittelt: „Dafür bin ich zu smart!"

Und warum nicht gleich zur neuen Lebensphase stehen? Das hat nichts mit Alter zu tun! Eine Dreijährige ist nämlich auch schon für vieles zu alt: zum Beispiel zu alt fürs Fläschchen. Eine Vierjährige ist zu alt für den Kinderwagen, eine Elfjährige zu alt fürs Nuckeltuch – würde ich mal behaupten! Und wir sind nun mal zu alt für Blödheit! Man muss ab der Mitte des Lebens einfach gnadenlos selektieren. Sollen sich doch andere für ihren Muttispeck schämen, für ihren Truthahnhals entschuldigen und die grauen Haare als Abschied von der Jugend betrachten – nicht ich, ich bin zu alt dafür!

Ich habe mich schon als 14-Jährige zu alt gefühlt! Für mein exzentrisches Profil, meine langen Arme und Beine und meinen Schwanenhals habe ich mich auf dem Gymnasium geschämt – ja, es hat mich in der Pubertät verunsichert, anders auszusehen als die breite Masse. Ich war der Paradiesvogel der Schule, musste mit einer Handvoll Gays kooperieren, die mit ihrem Coming-out zu kämpfen hatten.

Habe ich mich einer kritischen Betrachtung im stillen Kämmerlein unterzogen, gab es kaum etwas, was mich nicht verunsichert hätte: Nichts wurde ausgelassen! Mein Haaransatz? Horror! Warum hatte ich Geheimratsecken mit zwölf? Mein Körper? Zu mager! Meine Finger? Zu lang! Meine Nase? Nach heutigen Insta-Maßstäben ein Fall für den Chirurgen. Ich habe sie mir nur deshalb nie operieren lassen, weil ich damit verdammt gut riechen kann. Und im Schatten meiner Nase ist so manches Starlet verblasst!

Nichts fühlte sich in meiner Jugend richtig an, okay, vielleicht meine Fesseln. Das war aber auch schon alles, was ich vorm Spiegel absegnen konnte. Meine herrlichen hüftlangen Haare bezeichnete ich als „straßenköterfarben".

Was für einer Tortur wir uns unter dem Druck des allgemeinen Regimes doch aussetzen ... wenn andere uns schon nicht unattraktiv finden, dann reden wir es uns selbst ein! Selbstzweifel sind wie kleine Dämonen, die auf unserer Schulter hocken und uns Unsicherheiten und Erniedrigungen ins Ohr flüstern, sobald wir uns mit anderen vergleichen.

Auch dieser 80er-Jahre-en-vogue-Look der total abgemagerten Heroin-Models war wenig tröstlich für mich. Die Supermodels sahen zwar speziell und androgyn auf eine neue, ungewöhnliche Art und Weise aus, aber auch das anarchisch gestylte Topmodel war unerreichbar: Denn es war die Ikone Kate Moss! Auf einmal waren Augenschatten in!

Das gängige Schönheitsideal wurde irgendwann neu interpretiert, aber leider fiel ich auch da wieder durchs Raster. Für eine Claudia Schiffer war ich zu unsexy, für eine Naomi Campbell nicht exotisch genug, für eine Tatjana Patitz nicht ebenmäßig genug, für eine Cindy Crawford nicht glamourös genug. Keine der Steilvorlagen sah aus wie ich! Mit aller Gewalt hätte man aus mir vielleicht noch eine Elle Macpherson machen können, aber ich hatte seinerzeit auch keinerlei Ambitionen, so was Billiges und Dubioses wie ein Wäschemodel zu werden.

Nun ja, wenn jeder modeln könnte, dann wären wir ja alle erfolgreiche Supermodels.

Jüngst habe ich eine alte Kiste ausgemistet, die jahrelang vergessen war. Sie stand auf dem Dachboden, und ich wusste nicht einmal mehr, dass ich sie noch besaß. Aber ein verregnetes Wochenende bewog mich dazu, den Dachboden zu entrümpeln, und bei der Gelegenheit knöpfte ich sie mir vor. Da saß ich nun mit meinen Fotoalben von 4 bis 40. Und ich stellte voller Überraschung fest, dass ich selbst in Zeiten tiefster Depression und größter Unsicherheiten zu jeder Zeit schön war! Immer blasser als alle anderen, mit Porzellanhaut und riesigen Augen, graziösen Gliedmaßen und einer Ausstrahlung voller Anmut und Zartheit. Genauso meine abgebildeten Freundinnen und Kolleginnen: alle bildschön! Nicht anders, als es meine Großmutter mir immer gesagt hatte: „Du bist wunderschön!" Aber ich habe es ihr nie geglaubt. Weil ich mich selbst nicht mochte. Das hatte sich geändert! Dieses einst unbefangene Lächeln meiner Jugend entwickelte sich zu dem rasanten, aparten Strahlen von heute, das von Kraft und Lebensfreude strotzt.

Nehmt es euch zu Herzen, all ihr Fans, die ihr euch noch zur Jugend zählen dürft: Warum Zeit und Energie mit Unsicherheiten verschwenden? Ich habe nicht den geringsten Zweifel daran, dass ich einmal im Alter von 80 Jahren meine aktuellen Fotos von heute betrachten und feststellen werde, wie jung, wie attraktiv, wie erfüllt mit Freude, Lebenslust und Schönheit ich doch als 60-Jährige ausgesehen habe. Sagenhaft attraktiv – mit einem Traumkörper und unschlagbarer Eleganz! Eine echte Diva, ob ich will oder nicht!

Ich betrachte es als Segen, einen gesunden Körper zu haben, mit dem ich anstellen kann, was ich will, sei es Tanzen, Langlaufen, Eislaufen, Schwimmen, Singen – der mich überall dort hinbringt, wo ich sein will, und der in Größe 38 einfach grandios wirkt. Ich schäme mich nicht mehr dafür, dass ich mich selbst cool und schön finde. Ich seh Hammer aus! Was gibt es da zu verstecken?

Ich fühle mich nicht zu alt für Skinny-Jeans, 6-Inch-Plateau-Stilettos, Tattoos oder grüne Haare. Ich verzichte aus anderen Gründen darauf, aber nicht, weil ich mich zu alt dafür finde! Nuttenlook steht mir einfach nicht. Ich entscheide mich lieber für Klasse, Stil und Eleganz.

Gewichtszunahme? Schlabberhaut an den Oberarmen? Das ist doch kein Drama! Einfach weniger mit Ben & Jerry's abhängen, lockere Kleidung wählen, welche die Problemzone kaschiert, und vor allem nichts tun, was einem die Laune verdirbt. Dafür bin ich nämlich zu alt! Immerhin habe ich noch Oberarme – andere haben schon ab 40 stattdessen Spannweite!

Mobbing im Büro? Sexismus? Intrigen? Neid? Gehässigkeiten? Niedertracht? Bin ich zu alt dafür! Wer ein Arschloch ist und genau das von mir selber hören will, dem sage ich es auch.

Das Wichtigste sind der ganz normale Alltag und die Arbeit, mit der wir unser Leben verbringen! Macht der Beruf Freude und bringt Hoffnung? Ist er ein Jungbrunnen für die Seele? Arbeit sollte schwer und faszinierend zugleich sein, uns Herausforderungen bieten, an denen wir wachsen können. Damit wir uns ständig weiterentwickeln. Dies verhindert, dass man vor sich hinschrumpelt.

Ich bin zu alt für einen schlechten Geist, für vergiftetes Klima, für Hoffnungslosigkeit und Verzweiflung. Wenn alle von einem inspirierenden Spirit getragen wären, würde diese Welt eine andere sein. Die Schlüssel zu persönlicher Kraft sind Widerstandsfähigkeit und Durchhaltevermögen. Immer wieder wird man umgehauen und hintergangen, ausgebootet sowie verraten. Aber das Einzige, was zählt, ist das Wiederaufstehen. Der allgemeinen Niedertracht sind heutzutage keine Grenzen gesetzt ... Am Ende zählt nicht, wie viele Schlachten man verloren hat, sondern nur, wer den Krieg gewinnt. Und ich habe so manchen Krieg gewonnen, oh ja! Kriege gegen Borniertheit, Standesdünkel, Demütigungen, Erniedrigungen, gegen Amateure, Dilettanten, Nichtskönner, Spießer und Dummköpfe.

Bereits in der Mitte des Lebens wird man eine gewisse Routine erlangt haben, wenn es darum geht, Widersacher zu beseitigen. Wer mich nicht unterstützt, hat einfach keinen Platz in meinem Leben. Negative Kräfte, destruktive Atmosphären, das hat in meinem Umfeld nichts zu suchen. Ja, Widerstandsfähigkeit ist der Schlüssel dazu, sich wieder wie 16 zu fühlen. Und ab 50 ist man zu alt, um die Kraft darauf zu verschwenden, andere Menschen verändern zu wollen. Sie bleiben nun mal so dumm, so bekloppt, so borniert und so einfältig, wie sie sind. Dann sucht man sich eben neue Freunde. Heute weiß ich, dass man mit den Fehlern und Defiziten vorliebnehmen muss, an denen man sich einst die Zähne ausgebissen hat – ändern kann man den Charakter anderer nicht. Und sich selbst zu verändern, das hieße, sich zu unterwerfen und anzupassen. Ich baue mich doch emotional nicht um, damit ich den Psychosen anderer entspreche!

So mancher macht sich selbst zum Mitwirkenden in einer Tragödie! Ich steige aus zermürbenden Freundschaften, Beziehungen, Verhältnissen etc. einfach aus. Und zwar so höflich, dass es oftmals nicht mal bemerkt wird. In dem Moment weiß man wenigstens, dass es den mentalen Kraftakt nicht wert war, den man über Jahre geleistet hat. Welch eine Erleichterung!

Natürlich kann man sein Verhalten auch modifizieren und sich geschmeidig den jeweiligen Bedingungen anpassen. Aber dieses grundsätzliche Wehklagen und Gejammere über Enttäuschungen mit Männern, Liebhabern, Ehepartnern … es ist immer dasselbe Lied! Der Mann war am Anfang schon genauso furchtbar und verlogen wie heute, das war anfangs nur überlagert vom Glanz unserer romantischen Träumereien. Man muss erst mal bereit sein, sich verletzen zu lassen, und das bin ich einfach nicht mehr! Ich bin dafür schlichtweg zu alt!

Toxische Freundschaften? Verwöhnte, verbitterte Leute? Brauche ich nicht! Immer wieder dieselben Gespräche und Probleme? Bin ich zu alt dafür! Auch Freundschaften kennen Ebbe und Flut, sie haben ihre Gezeiten und Wetterlagen – das ist nur organisches Wachstum und Entwicklung in neue Lebensphasen. Wertvolle Freunde wachsen mit. Sie rufen auch immer wieder an, ob man sich zum Geburtstag meldet oder nicht!

Bornierte Egomanen? Narzissten? Selbstsüchtige Egozentriker? Bin ich zu alt dafür!

Interessante Menschen treten immer wieder in unser Leben, wenn man es nur zulässt, und man hat immer wieder erneut das unerwartete Gefühl, als würde man sich schon ein Leben lang kennen. Ja, man ist nie zu alt für neue Leidenschaften! Am seichten Ende des

Dating-Pools sieht man doch vieles wesentlich entspannter! Die Katastrophen und Enttäuschungen, die man im Gepäck hat, sind zum Schutzschild der Verwundbarkeit geworden. Man weiß halt Bescheid und hat gelernt, sich selbst zu schützen. Das war früher leider nicht der Fall.

Schlechte Manieren? Unzuverlässigkeit? Rücksichtlosigkeit? Arroganz? Kleingeistigkeit? Impertinenz? All die niederen Eigenschaften, mit denen Leute sich selbst am unteren Ende der Nahrungskette einsortieren? Bin ich zu alt dafür!

Miserable Fernsehprogramme? Dann bitte unbedingt jetzt die Beethovensonaten durchhören, die wir so sehr mochten, als wir jung waren! Gehen Sie ins Konzert, legen Sie ein Puzzle mit Enkeln, Freunden, Nachbarn – und schauen Sie endlich all die Filme, die Sie verpasst haben!

Buchen Sie einen Malkurs! Restaurieren Sie Möbel! Gehen Sie auf Flohmärkte! Bauen Sie Scheunen um! Werden Sie Rucksacktourist! Buchen Sie sich eine Woche lang in ein Fünfsterneresort ein! Entschlacken, wandern, töpfern Sie ... denn wir sind zu alt, um uns mit Dingen aufzuhalten, die nicht wertvoll sind.

Mindestens einmal die Woche komme ich in eine Situation, die mich in jungen Jahren komplett aus der Bahn geworfen hätte – oder zumindest zur Folge gehabt hätte, dass mein Leben aus der Balance gerät. Heute wittere ich Ärger schon zehn Kilometer gegen den Wind. Und das ist ein Riesenfortschritt. Ich erspare mir sehr viel Kummer, indem ich Problemen schon mal prophylaktisch aus dem Wege gehe. Langweilige Partys? Miese Premierenfeiern? Billige Modenschauen? Bleib ich lieber zu Hause und stricke mal wieder einen wunderschönen Schal!

2old4this – ein Stinkefinger zu allem, was nervt, Kraft absaugt, Energie verschwendet und uns frustriert, das fehlt noch bei all den Emojis dieser Welt! Denn was diese negativen Tendenzen bewirken sollen, ist, dass sie uns zurückhalten, ausbremsen und schwächen. Und für Unterwanderung bin ich zu alt!

Wäre 2old4this nicht eine tolle App für ein junges Start-up? Gott sei Dank brauche ich sie nicht, denn auch dafür bin ich zu alt.

Ich brauche meine gesamte Energie, um die Liste meiner offenen Wünsche abzuarbeiten. Dazu gehört erst einmal die Anschaffung eines Hundes! Ein Luxus, den ich mir in meinem bisherigen Leben als ständig mobile Künstlerin nicht erlauben konnte. Das Leben, das ich bisher als reisende Gauklerin geführt habe, würde beim Tierschutzverein nicht als artgerecht gelten. Unregelmäßige Arbeits-, Essens-, Reisezeiten an ständig wechselnden Orten mit einem Großteil des Lebens in Bahnhofshallen, Flughäfen, defekten ICE-Zügen, ungeheizten Garderoben und in mehr oder minder anonymen Hotelzimmern. Fast Food oder oftmals auch gar kein Essen! Eine Zukunft zwischen Gassigehen und Gospelchor scheint mir dagegen mehr als verlockend!

Und ich mag es auch gar nicht, wenn Frauen Männer mit Hunden vergleichen. Männer sind doch keine Hunde! Hunde sind loyal. Ich habe in noch keiner einzigen Hundehütte dieser Welt Stringtangas und BHs von fremden Frauen gefunden!

DIVA FOREVER

Vieles spricht dafür, dass die Revoluzzer von damals erneut einiges aufmischen werden: Marketingstrategen gehen davon aus, dass sich die Bedürfnisse der zukünftigen Senioren massiv von denen der Generation unserer Eltern unterscheiden. Kriegsgeschichten hat unser Opa noch erzählt, aber wir hatten – dem Herrgott sei es gedankt – unseren Kids davon nichts zu berichten. Somit bildete sich für uns eine völlig neue Werteskala, ehemalige Fremdworte wie Freizeit, Quality-Time und Lifestyle ersetzen Maßstäbe wie Sicherheit, Kassengestell und Aussteuer! Viagra ist da nur der Anfang. Märkte für völlig neue Produkte und Dienstleistungen zielen darauf ab, die Best Ager zu unterhalten, zu erhalten und zu pampern. Nehmen Sie beispielsweise Kreuzfahrten, Gourmet-, Garten- und Klassikkonzertreisen oder Festivals wie in Bayreuth und Salzburg. Sogar die *Sex and the City*-Ikonen gehen inzwischen – wie deren Erfinderin und Autorin Candace Bushnell – auf die 60 und damit auf die Rente zu. Man vergisst nur zu leicht, wie alt wir wirklich alle sind. Die Jugend ist nichts als ein Begriff aus der Medienpropaganda!

Überhaupt dieses Image vom Rentenalter! Millionen von Bundesbürgern joggen gestählt und mehr oder weniger gedopt ihrem Lebensabend entgegen. Und der scheint der ganz große Showdown zu werden: nicht nur mit Viagra, nein, mit Finca an der Costa de la Luz, Eigentumswohnung auf den Kanaren, Bootssteg am Ammersee, Midfacelift, Fettabsaugung, Strandhaus an der Ostsee und Bauernhaus in der Uckermark! Uns wegsperren? Dieses Zeitalter ist für die *Golden Girls* der 60er-Jahre vorbei!

Im 21. Jahrhundert etablieren sich auch in der Mitte des Lebens ganz unerwartete Dating-Phänomene, die wohl für unsere Großmütter wie ein Blick in die Hölle gewesen wären: Was, wenn beispielsweise eine sensible ältere Dame unerwartet zum MILF-Pin-up eines wesentlich jüngeren Verehrers wird? Hat man je mit einem Liebhaber gerechnet, der 15 bis 20 Jahre jünger ist? Ich werde neuerdings von 40-Jährigen umschwärmt und stelle fest, umgekehrt wäre das bei Männern der Klassiker schlechthin!

Muss es tatsächlich, wie ein Spot es dringend empfiehlt, das „Mona-Lisa-Treatment" sein, bei dem in der Mitte des Lebens eine Vaginalstraffung fällig wird, gepaart mit einer radikalen Kappung der äußeren Schamlippen? Es mag abstrus klingen, aber nach der Werbehäufigkeit zu schließen, ist dies in den USA gleich nach Bruststraffung, Fettabsaugung und Nasenkorrektur einer der häufigsten Eingriffe, der von Chirurgen praktiziert wird. Echt jetzt! Nennen Sie mich spitze Zunge, ich verbreite nur offizielle Werbefakten!

Man sagt auch: Mona-Lisa-Touch, gemeint ist ein Vaginallifting. Ein Lasertreatment gegen vaginale Trockenheit nach der Menopause, sprich nach 45. Also bei mir flutscht es auch ohne. Aber Obacht: Die praktizierenden Spezialisten dieses beliebten Eingriffs findet man sogar auf der Homepage der chinesischen Botschaft! NOT JOKING! Ich mache eben meine Hausaufgaben! In Peking offenbar untenrum ein MUST!

Wie fühlt man sich, wenn man als geschiedene 50-Jährige zu einem Tinder-Date geht, und vor allem: Was zieht man dazu an? Ein Tipp: Korsett schadet nie, schon mal wegen der Haltung!

Entpuppt sich der neue, jüngere Lover gar als ein Bicycle-Boy? Dies ist eine Kategorie, die ich erfunden habe: eine Unterrandgruppe der modernen Berliner Hipster, die zum Date direkt von der Fitness im Sportdress mit dem Fahrrad kommen und das Gerät schamlos schultern, um es in unserem ach so sorgsam dekoriert und gepflegten Apartment hochkant aufgebockt an die Wand zu stellen. Ich find's absolut scheiße!

Wie konnte es überhaupt soweit kommen, dass wir den Wert einer Frau an der Zahl hinter ihrem Namen bemessen? Da liest man: Vicky Leandros, 67, ging mit Jette Joop, 51, spazieren, als der Mops, 3, das Bein hob und an eine alte Eiche, 108, pisste. Was soll das? Wer bitte kennt das genaue Alter von Joan Collins? Um das herauszufinden, bräuchte man schon einen Experten, der es versteht, die Ringe an alten Eichenstämmen zu zählen. Vergessen wird nur allzu gern, welche wunderbare Ikonen über 70 uns die Welt beschert – und warum bloß schauen die Medien hier weg? Warum tragen wir nicht wie in den Staaten diese Rollenmodelle unserer Generation als Helden auf Händen? Tatsache ist: Die größten Ikonen der USA gehen inzwischen kollektiv auf die 80 zu! Sonst sind doch immer alle beflissen darum bemüht, jeden Trend, jede Strömung, die aus Amerika kommt, zu kopieren. Dass die größten international gefeierten Diven stramm auf die 80 zugehen, das ist leider noch nicht in der Mitte der Gesellschaft angekommen. Zeitungen verkaufen sich doch eh nicht mehr – da könnten die Gazetten doch wenigstens die Wahrheit abbilden. Schlimmer noch: Bei jeder Frau über 50 wird in den Medien ein hämischer und negativer Unterton angeschlagen – kein Wunder, dass viele dann glauben, Altern ginge mit einem Verlust von Attraktivität und Marktwert einher. Dass die meisten der Werbegesichter in Film und Fernsehen sowieso sehr jung sind – und uns ausgerechnet die 20-Jährigen von der Wirksamkeit der Anti-Aging-Cremes überzeugen sollen –, kommt erschwerend hinzu. Die Kraft, die Macht, die Substanz und das Charisma, die von reifen Persönlichkeiten ausgehen, verleihen Impulse, an denen die Medien sich dringend orientieren sollten. Die einzige Alternative zum Älterwerden ist schließlich, jung zu sterben!

Wie schön Altern sein kann, welch eine Inspiration von meinen Rollenmodellen ausgeht, das beweisen meine ganz persönlichen Ikonen: Ich bin stolz darauf, dass diese gefeierten Weltklassediven sich entschieden haben, ihr Alter zu umarmen, und möchte andere Frauen ermutigen, es ihnen gleichzutun.

Ob man sich nun entscheidet, mit der Katze zu kuscheln, den Sommer mit den Enkeln zu verbringen, ein Do-it-yourself-Projekt zu starten, endlich Kunst- und Kulturveranstaltungen zu besuchen, Backwettbewerbe anzustiften, Tangotanzkurse zu buchen, Eislauf zu erlernen oder in einen Gospelchor einzutreten: Es wird Freude und neue Kontakte mit sich bringen und für Lachfalten sorgen.

Hier kommen meine liebsten Ikonen und natürlich Vorbilder, die belegen, dass die Blüte des Lebens im zweiten Drittel liegt.

Dolly Parton, 74

„Es kostet verdammt viel Geld, so billig auszusehen wie ich!"

Seit 60 Jahren einen immensen Einfluss auf die Countrymusik, unerreichtes Vorbild aller, die sich diesem Musikstil verschrieben haben. Kein Wunder, dass diese Lady den ein oder anderen Rat hat, wenn es darum geht, glorreich über 70 Jahre alt zu sein. Immer noch on tour, eine Legende, die selbst heute mit über 70 von Auftritt zu Auftritt immer besser wird! Sie erscheint mir wie ein leibhaftiger Comicstrip, wie Mickey Mouse – und genau das sagt sie von sich selbst! Es war immer der Humor, der Dolly so liebenswert und menschlich gemacht hat, und sie war rein optisch stets eine Vorläuferin aller Kardashians dieser Welt! Das immense Talent war eine Selbstverständlichkeit, hier stimmen Verpackung und Inhalt überein.

Sally Field, 73

„Ich tue auf jeden Fall das, was ich schon immer tun wollte, wofür ich mein ganzes Leben lang gearbeitet habe. Da ist etwas in mir, das hungrig genug ist, um noch hier zu sein."

Mit 75 Jahren hat sie nie aufgehört, im Rampenlicht zu stehen und an sich zu arbeiten. Wenngleich sie kein Fan ihres eigenen Truthahnhalses ist, so liebt sie doch all die wertvollen Erfahrungen, die sie in rund 50 Jahren vor der Kamera machen durfte. Ohne Affirmationen und MIT chirurgischen Maßnahmen und Eingriffen hätte sie kaum eine solche Persönlichkeit entwickelt. Sally steht zu jeder einzelnen Lachfalte und hat sich nie dem Hollywoodregime der Jugendlichkeit unterworfen.

Oprah Winfrey, 66

„So wie ich es betrachte, kann jedes Lebensjahr zu einer neuen Reise werden. Man muss die Wunder, die uns erwarten, nur mit offenen Augen wahrnehmen, und die neuen Chancen, die sich bieten, umarmen. Das hat mit Zahlen nichts zu tun."

Auf Oprah Winfrey kann man sich verlassen, wenn es heißt, die Weisheiten gelebten Lebens auf den Punkt zu bringen. Auf die 70 zugehend, hat die TV-Gastgeberin und Medienmogulin ein Imperium ohne fremde Hilfe aufgebaut. Sie bezeichnet die bevorstehenden goldenen Jahre nicht als Zahl, sondern als neues Erlebnis und gründete mit weit über 60 Jahren ein Unternehmen nach dem anderen. Endlich hat sie die Zeit dazu, alles nachzuholen, was früher liegen geblieben ist. Seien es Kontakte zu anderen Menschen, Partys, Freundschaften, Projekte oder Bücher … für mich wäre sie die ideale Präsidentschaftskandidatin!

Cher, 73

„Ich bestehe aus 50 Prozent Rekonstruktion und aus 50 Prozent glattem Betrug!"

Die 73-jährige Cher erinnert uns daran, dass wir nie zu alt sind, Spuren zu hinterlassen, uns neu zu erfinden und das fortzusetzen, was wir mit Leidenschaft betreiben. Sie ist einzigartig, und ich liebe sie … Cher liefert gleich die Parodie auf sich selbst mit, nimmt sich nicht allzu ernst, geht den Weg, den sie eingeschlagen hat, ohne Wenn und Aber zu Ende. Es ist der absolute Wahnsinn, mit über 70 noch auf Welttournee zu gehen. Sie muss eine geheime Quelle haben, aus der sie sich speist. Ich glaube, es ist die Kraft der Gedanken, die sie dazu befähigt, als Performerin und Ikone Wunder zu vollbringen. Sie ist ein Rollenmodell für jegliche Form von Konsequenz.

Joan Collins, 87

„Ich denke nie an mein Alter. Alter ist für mich ein Gefühl. Ich kenne Frauen von 35, die ausgebrannt und alt sind, und ich kenne 75-Jährige, die jung sind. Und auch so aussehen. Ich werde jung bleiben, solange ich mich mental, emotional und körperlich fit halte und pflegen kann."

Joan Collins, die auf die 90 zugeht, ist Model der Kosmetik-Edelmarke Charlotte Tilbury. Sie zog sich mit 50 für den *Playboy* aus, was seinerzeit eine absolute Revolution war und den Markt für Ladys in der Mitte des Lebens öffnete. Und heute sieht Joan, umgeben von all den jugendlichen Models, hübsch aus wie eh und je. Nicht nur, dass Joan selbst heute fantastisch aussieht, sie verkörpert eine bedeutende Botschaft für uns alle: Niemals die Zahl hinter unserem Namen als Faktor gelten lassen, der uns vermeintlich vorschreibt, was wir zu tun, zu lassen und wen wir zu lieben haben. Mit ihrem Enthusiasmus im Hinblick auf die Entfaltung ihrer Persönlichkeit sollte sie Vorbild für uns alle sein. Und damit, dass sie stets die Sonne gemieden und täglich eine Avocado gegessen hat.

Ellen DeGeneres, 62

„Schönheit bedeutet, sich in der eigenen Haut wohlzufühlen. Es beginnt damit, zu wissen und zu akzeptieren, wer man ist!"

Man vergisst nur zu leicht, dass die sportliche und jugendliche Ellen eine Rentnerin von 62 ist. Mit Sicherheit liegt das Geheimnis ihres Esprits in ihrem Humor, ihrem Witz und ihrer geistigen Flexibilität. Und in ihrem Pixie-Haarschnitt. Sie war nie eine Mitläuferin, die in der Masse untergeht, immer eine Ikone der LGBTQ-Community, eine Individualistin, die allen bürgerlichen Prinzipien den Stinkefinger zeigt und nun in ihrer locker sitzenden Low-Rise-Jeans dem Sonnenuntergang entgegenreitet. Wenn jemand Bescheid weiß, dann du, liebe Ellen!

Stevie Nicks, 72

„Wenn ich 90 Jahre alt sein werde, in einem Strandhaus irgendwo auf diesem Planeten umgeben von Freunden und meinen Nichten sitze, die dann auch bereits Golden Girls sein werden … wenn dann noch meine drei Yorkshireterrier dabei sind, dann werde ich Zeit haben, einfach nur glücklich zu sein."

Die Rock-'n'-Roll-Legende rockt und rollt nach wie vor und sagte 2014 der *New York Times:* „Ich folge meiner Muse von Tag zu Tag." Man kann nicht anders, als eine solche Motivation zu bewundern.

Betty White, 98

„Ich mag eine Seniorin sein, na und? Ich bin immer noch heiß!"

Sie ist das goldigste aller *Golden Girls*, die Vorlage sämtlicher juveniler Sitcoms. Markenzeichen: die quietschige, comicartige, schrille Stimme, die seit jeher in jedem Broadway-Musical kopiert wird. Betty quietscht wie ein junger, fiepender Hund und stürzt dann in einen knatternden Brustton ab, and the Nation loves it! Mit 93 hatte sie gerade *Hot in Cleveland* abgedreht und ihr Leben lang enormen Einfluss auf das amerikanische TV. Bald besteht ihr Alter aus drei Ziffern – und die USA wird sie mehr lieben denn je.

Diane Keaton, 74

„Ich würde auch gern hübscher sein, Botox und ein Halslifting ausprobieren. Aber meine Emotion spiegelt sich in meinem Gesicht wider, und dieser Ausdruck zeigt, wer ich in meinem Inneren bin."

Mit 74 leuchtet der Stern von Diane Keaton heller denn je, und ich bin mir sicher, ihre Einstellung zum Leben ist ihr größtes Geheimnis. Die langen, weißen Haare, welche sie selbst mitten in der Jugendmetropole Hollywood nicht zu färben gedenkt, waren erst eine Provokation, nun aber ihr Markenzeichen. So viel Mut hat Hollywood zuvor noch nie erlebt!

Sharon Stone, 62

„50 ist nicht das neue 30, 50 ist ein völlig neues Kapitel."

Sagte Sharon mit 50. Nun ist sie 62 und altert graziler, als es sich jede 25-Jährige nur erträumen kann. Niemals würde Sharon die gelebten

Jahre unter den Tisch fallen lassen, um sie auf das Alter ihrer Kolleginnen draufzuschlagen, denn sie versteht Altern als Chance: die Chance, neu anzufangen, eine Gelegenheit, sämtliche Projekte des Lebens mit Weisheit und Erfahrung neu anzugehen und das Beste aus sich herauszuholen.

Helen Mirren, 74

„Das Beste daran, 70 zu sein, ist, bald über 70 zu sein!"

Sagte Helen vor fünf Jahren. Denn nun geht die geborene Russin, gewordene Britin, die erst mit 50 von Hollywood entdeckt wurde und mit 62 ihren *Oscar* bekam, auf die 80 zu. Mit 69 verriet sie in einem Interview, dass ihr ganzes Leben darauf basiert, die gängigen Regeln zu brechen. Was Helen zu meiner ganz persönlichen Ikone macht. Sie verabscheut sämtliche Stereotype und straft mit ihrer eigenen Biografie alle Klischees Lügen. Zu alt für Hollywood? Niemals! Sie packte im Rentenalter ihren Koffer und versuchte es dort! Dann hat sich die Queen bei ihr ein Autogramm geholt! Wenn es jemanden gibt, der uns allen beweist, dass ab 60 die besten Jahre kommen, Freude und Karriere mit 70 erst voll erblühen, dann ist es Helen!

Jamie Lee Curtis, 61

„Altern bedeutet Evolution in ihrer reinsten Form! Ebenso natürlich wie die Weichheit und der Duft eines Babypopos."

Nur zu oft vergessen wir, dass Altern ein Geschenk des Universums ist. Mit 60 Jahren eröffnet uns die Filmikone eine völlig neue Perspektive im Hinblick aufs Alter. Und man bedenke: Wer in Hollywood 35 wird, ist älter als die meisten Gebäude dort! Genauso wie bei alten

Ruinen sollte man für die Sanierung einen Experten zurate ziehen, und Jamie hat dies nie gescheut. Sie hat einen beträchtlichen Anteil daran, dass sich Schauspieler über 35 dort nicht mehr verstecken müssen. Alte Ruinen wirken am besten in der Abenddämmerung!

Goldie Hawn, 74

„Es ist wunderbar, alt zu werden, denn dies bedeutet, dass man immer noch Teil unseres wunderbaren Planeten ist, richtig?"

Ja, die jugendlichste Großmutter der Welt, inzwischen 74 Jahre, erinnert uns daran, dass wir das Altern mit Dankbarkeit umarmen sollten. Niemand von uns hat eine Garantie dafür, dass er morgen noch dabei sein wird, und dies ist doch der beste Grund, das Heute zu zelebrieren und aus jedem einzelnen Tag, aus jeder Woche und jedem Monat das Allerbeste zu machen. Goldie, die immer sehr süß war, wird immer sehr süß bleiben! Wer man ist, verliert sich nie!

Diane von Fürstenberg, 73

„Wenn man eine Person ist, die viel lacht, wird man mehr Lachfalten als andere kriegen. Falten reflektieren die Wege, die man gegangen ist, und formen die Landkarte eines Lebens."

Welch weise Worte der über 70-jährigen Modeikone, immer in schwungvollen Jerseywickelkleidern, die auf geniale Weise unsere Problemzonen verhüllen. Der nackten Realität ins Auge zu sehen, mit Frauenkörpern zu arbeiten, die eben nicht abgesaugt, getunt und runtergehungert sind, das wurde für Diane zur Grundlage ihres Weltimperiums – Weiblichkeit in all ihren Formen zu zelebrieren, das wurde zum Markenzeichen der Stilikone: Die Mode von Diane von Fürstenberg verleiht Lebensqualität und ist dazu auch noch bequem. Die entsprechenden Lachfalten sind dabei das krönende und perfekte Accessoire.

Halle Berry, 53

„Altern ist Natur pur, und es wird jeden von uns ereilen. Ich möchte im Spiegel kein anderes Gesicht, sondern mich selbst sehen. Wenn auch eine neue interessantere Version von mir!"

Man glaubt es kaum: Halle Berry geht auf die 60 zu! Als Hollywood sie uns als 20-jähriges Dreamgirl verkaufte, war sie fast 40! Und das James-Bond-Girl sieht strahlender und attraktiver aus denn je. Wie kann das nur möglich sein? Es mag viel damit zu tun haben, dass ihre Einstellung zum Älterwerden rundum positiv ist und sie ein Leben lang die richtigen Entscheidungen getroffen hat. Sie akzeptiert das Älterwerden nicht nur, sie umarmt es und nimmt es als Herausforderung an, sich komplett neu zu entfalten. Wie schön wäre doch diese Welt, wenn jeder einen solchen Standpunkt vertreten würde. Man kann davon nur lernen.

Iris Apfel, 98

„Attraktivität ist keine Frage des Alters."

Iris Apfel, man kennt sie in Deutschland kaum, ist eine der berühmtesten Designerinnen für Interieur und Mode weltweit. Mit 97 bekam sie ihren ersten Modelling-Vertrag bei der Top-Agentur IMG. Der massive Erfolg hat Iris erst als Rentnerin ereilt, so richtig rund ging es ab 80. Im Jahr 2018 kreierte Mattel die Iris-Apfel-Barbiepuppe und machte sie damit zum ältesten Star, dessen Image jemals von Barbie übernommen wurde. Und niemals hat sie versucht, auch nur einen Tag jünger auszusehen. Sie beweist, dass Stil keine Frage des Alters ist und präsentiert sich so up to date gestylt der Welt, wie es sich die abgefahrensten It-Girls kaum trauen. Mrs Apfel war 65 Jahre verheiratet, ihr Mann Carl Apfel wurde 100 Jahre alt. Erst die Falten wurden für Iris zum Kapital! Warum lernen wir nicht davon?

Sigourney Weaver, 70

„Ich liebe es, älter zu sein."

In einem Interview erklärte die Pionierin aller Actionheldinnen, dass die Jugend auf sie wirke wie ein energetischer Wasserfall, den man bewundert, aber von dem man sich fernhalten muss. Die Mitte des Lebens betrachtet sie als eine Art Wasserfall, der weniger gefährlich ist, dem man sich nähern und von dem man sogar trinken kann. Und das Rentenalter scheint ihr ein sanft plätschernder Wasserfall zu sein, in dessen Seen man selig baden und in Sicherheit schwimmen kann. Ist dies nicht eines der schönsten Bilder, die man vom Bogen des Lebens zeichnen kann? Kein Wunder, dass die 1,82 Meter große Filmikone das Rentenalter mehr liebt als alles andere in ihrem Leben. Warum folgen wir nicht ihrer inspirierenden Idee, das Alter in vollen Zügen zu genießen?

Rita Moreno, 88

„Nur weil man 77 oder 86 ist, heißt es ja nicht, dass in der unteren Körperhälfte alles Wüste ist."

Die Frage „Wer ist das?" sollten Sie lieber nicht stellen. 70 Jahre auf der Bühne prägte die Puerto-Ricanerin die Rolle der Anita im weltbekannten Musical *West Side Story* von Leonard Bernstein und blieb mit ihrer Leistung als Musicalstar unerreicht. Nebenbei bekam sie den ersten *Oscar*, der von Hollywood jemals an eine Latina vergeben wurde. Doch dies war erst der Anfang: Rita Moreno gehört zur handverlesenen Elite, die sowohl einen *Oscar* als auch einen *Emmy*, einen *Grammy* und einen *Tony Award* gewonnen hat. Die andere Lady, die dies von sich behaupten kann, ist Helen Hayes. „Wer ist das?" Look it up, so etwas wie Eleonora Duse auf Amerikanisch. Helen Hayes' Theater in NYC ist immer einen Besuch wert. Dies sind die echten Heldinnen der Unterhaltungskunst und Hollywoods zugleich. Man sollte schon Bescheid wissen. Do your homework – die Welt ist groß! Gegen Rita Moreno ist Cher eine Elevin, ein Azubi, purer Celebrity-Nachwuchs!

Jane Fonda, 82

„Es ist schwierig zu wissen, wohin man geht, wenn man nicht akzeptiert, wer man ist. Ich dachte immer, ein Leben ohne Partner niemals führen zu können – erst im Alleinsein habe ich zu mir selbst gefunden!"

Die Legende Jane Fonda, ausgezeichnet mit zwei *Oscars*, ist nicht nur Work-out-Diva, sondern Frauenrechtlerin und kulturelle Ikone. Sie hat wahrlich künstlerisch, politisch und gesellschaftlich zu viel erreicht, um es hier aufzulisten, ist sie doch der Inbegriff Hollywoods: Starruhm, der unauslöschlich ist. Nach drei gescheiterten, aber auch lukrativen Ehen und 44 Filmen hat sie der Welt gezeigt, wie die Jahre nach 50 zu den allerbesten werden können. Die Phase zwischen Mitte 50 und Mitte 70 nennt sie gern „den dritten Akt", die „Bonusjahre", das „zweite Erwachsenenalter" und verkörpert die Möglichkeiten, die sich uns bieten, durch perfekte mentale und körperliche Gesundheit. Als Grundlage für ein langes, zufriedenes Leben sieht sie eine positive Grundeinstellung, die Humor, Dankbarkeit, Verspieltheit, Anpassungsfähigkeit und Lebensfreude bewusst zelebriert. Sie vertritt die Überzeugung, dass es sich immer lohnt, in das eigene Aussehen zu investieren, weil die äußere Erscheinung die innere Schönheit projiziert. Damit keine Missverständnisse aufkommen, hat sie offiziell am 80. Geburtstag verkünden lassen, sie „habe den Laden untenrum dicht gemacht".

Nancy Pelosi, 80 Jahre

„Ich will wirklich, dass Frauen ihre Macht erkennen und sich selbst wertschätzen. Sie müssen verstehen, dass nichts der Politik so gut getan hat wie mehr weiblicher Einfluss."

Von San Francisco aus entwickelte sich Nancy zu einer der mächtigsten Politikerinnen der USA – 2007 wurde sie zur ersten weiblichen Sprecherin des Repräsentantenhauses im Capitol Hill. Und damit zur Pionierin der weiblichen amerikanischen Politikerinnen, begann sie doch ihren Weg in einer Epoche, in der Frauen grundsätzlich Karrieren verwehrt blieben. Als Mutter von fünf Kindern gründete sie 1969 von zu Hause aus einen Partyclub für Demokratinnen. Als das jüngste Kind die Schule abschloss, stellte sie sich erstmals selbst als Abgeordnete zur Wahl, gab 100 Housepartys, gewann 4.000 neue Parteimitglieder und eine Million Dollar innerhalb von nur eineinhalb Monaten. Als LGBTQ-Rechte und die AIDS-Krise unpopulär waren, rückte sie diese Themen in den Fokus. 2007, also im Alter von über 60 Jahren, legte sie dann noch mal so richtig los: Sie steht – mit einer Unterbrechung – immer noch als erste und bis heute einzige Frau als Demokratin dem Kongress vor. Ihr gelang es, die Geschlechterbarrieren zu durchbrechen und die

„Old-Boys“-Netzwerke im Kapitol auf den Kopf zu stellen. Und Nancy war es auch, die mit Ende 70 das Amtsenthebungsverfahren gegen Donald Trump in die Wege leitete und die Debatten im Weißen Haus zur großen Show werden ließ. Ihr Arbeitsethos ist legendär. Sie benötigt wenig Schlaf, trinkt keinen Kaffee, bevorzugt heißes Wasser mit Zitrone und macht tagtäglich das Kreuzworträtsel der *New York Times*. Zum Frühstück isst sie meistens „New York Super Fudge Chunk“-Eiscreme, um für die Schlachten des Tages gewappnet zu sein. Was für ein Vorbild!

ICH BIN DAS IT-GIRL DER GERIATRIE

Ich finde, jeder sollte es wagen … einfach mit 50 plus die Hüllen vor dem Auge der Kamera fallen zu lassen als Erinnerung für die Nachwelt. Als Nachweis der ganz persönlichen Note. Für mich war es das absolute Highlight, als die *Bild*-Zeitung die glorreiche Idee hatte, mich als 60-plus-Vorlage zum Covergirl zu machen. Zum Spind-Girl für die Leser, die noch eine Zeitung aus echtem, raschelndem Papier in der Hand halten.

Sich ausziehen und sexy aussehen mit 20 kann ja nun wirklich jeder, zumindest, wenn professionelle Hilfe zur Seite steht. Aber so richtig spannend wird dieses Projekt doch erst im Alter. Es ist wahrlich keine Kunst, ansprechende Bikini-Shootings zum Springbreak zustande zu bringen, wenn man braun gebrannt an der Côte d'Azur die Abiturreise im Pool feiert. Aber dieses Programm im Frührentnerstatus zu absolvieren sollte gesellschaftlich gefeiert werden. Wenn ich mich ausziehe, ist das schließlich eine Denkmalsenthüllung. Logisch: Alte Ruinen wirken nun mal am besten in der Abenddämmerung. Nennt mich ruhig das It-Girl der Geriatrie: Auf den Fotos sehe ich immerhin besser aus als die meisten in ihren Zwanzigern. Warum das so ist, mag ein Mysterium bleiben, doch versuche ich gern, Licht ins Dunkel zu bringen.

„Ist dies das Fotostudio?", fragte ich mit zitternder Stimme. Und ein gepiercter Fotointernazubiverrichtungsgehilfe antwortete blasiert: „Was kann ich für Sie tun?" Mit der weichesten und sanftesten all meiner vielen Stimmlagen säuselte ich: „Ich werde heute 60, und ich habe ein kleines Geheimnis für dich: Ich brauche coole Nacktbilder für die Zeitung!" Er antwortete: „Kleines Geheimnis unter uns: Der Fotograf ist auch nicht mehr der Jüngste!" Unser verschmitztes Kichern klang in meinem Ohr. Okay, ist das hier also ein Seniorentreff? Ein letztes Aufbäumen durchgeknallter, renitenter Rentner, die blankziehen und es noch mal wissen wollen? „Je oller, je doller", wie man zu sagen pflegt!

Gleichzeitig fragte ich mich, wenn wir in einer Welt leben, in der Sexismus und Rassismus angeprangert werden und Bodyshaming als politisch unkorrekt gilt, warum muss man sich dann aber als 60-jährige Frau dafür entschuldigen, dass man die eigene Weiblichkeit mit Erotikbildern feiern will. Und schlimmer noch: Man hätte sich schon mit 50 dafür rechtfertigen müssen! Ab 40 erntet eine Frau hochgezogene Augenbrauen, wenn sie sich auszieht und ihre körperlichen Reize erotisch präsentiert. Da heißt es dann über eine Christine Neubauer bei ihrem *Playboy*-Doppelseiten-Spread: „Auch reife Frauen haben durchaus noch ihre Reize!" Okay, muss man ja auch dazuschreiben für den Fall, dass die Botschaft nicht rüberkommt, und schlimm genug, dass ein Wäsche-Shooting ab 40 überhaupt einer Entschuldigung bedarf.

Ich bin der Meinung, wer professionell eine Kamera in der Hand hält, sollte in allem die Schönheit finden. Die weiblichen Reize kommen ja umso mehr zur Geltung, je weniger äußere Hülle davon ablenkt: die Mode, hier die „Lingerie" ist eine Schale, die Status verleiht und darstellt, wer wir gern sein möchten. Damit mündet die Verpackung immer in ein Stereotyp. Bei Nacktbildern fällt all das weg: Was übrig bleibt, ist pur! Nichts anderes als wir selbst! Mein Ziel ist es nicht, mit Nacktbildern zu provozieren oder ein kontroverses Projekt zu starten. Nein, es geht um einen Ausdruck von Lebensgefühl und Spirit meiner Generation, die sich eben nicht in althergebrachte stereotype Klischees pressen lässt.

Die Gesellschaft hat Frauen hinsichtlich ihrer Identität und Rolle jahrtausendelang negativ programmiert. Irgendwann haben wir das in unserem Unterbewusstsein angenommen, wir sind so geprägt. Ebenso würden wir notfalls unser Gebiss als Waffe einsetzen. Niemand hat es uns gesagt, aber wenn es hart auf hart kommt, meldet sich unsere DNA mit einem durch die Evolution seit Millionen Jahren in unserer Hirnrinde eingebrannten Reflex: Wir beißen zu. Schon kleine Kinder machen das so. Das ist nichts anderes als der Affe in uns. Jahrtausende von Frauenunterdrückung haben unsere Seelen mit Selbstzweifeln und Unsicherheiten programmiert.

Es ist ein politischer Kampf, mit dem eigenem Körperbild Frieden zu schließen, sich mit seiner Hautfarbe, Figur, seinem Körperbau anzufreunden, sich in seiner Haut wohlzufühlen, sich nicht dafür zu schämen und nicht einem vorgegebenen Standard entsprechen zu müssen. Gewicht, Größe, Haut, Haare, Figur: All das hassen Frauen an sich, wenn sie in den Spiegel schauen, und üben sich darin, sich indirekt selbst abzulehnen. Parallel findet ein Wettkampf mit anderen Geschlechtsgenossinnen statt, welche die digitale Funktion „Umformen" hat nötig werden lassen, weil Frauen sich für ihre eigene Haut so sehr schämen, dass sie meinen, öffentlich nur akzeptiert zu werden, wenn die Erscheinung per Filter geändert und optimiert wird. Genau das hat uns gerade noch gefehlt, um die Unsicherheiten und Selbstzweifel zu schüren, die uns in jeder Lebensphase begleiten. Überall gibt es Schlankere, Fittere, Hübschere, Gelenkigere, Begabtere – und was nicht passt, wird eben passend gemacht. Erst per App-Funktion, dann mit Hammer, Meißel und der großen Fräse per plastischer Chirurgie. Weil so wie Frauen von Natur aus sind, können sie ja nicht bleiben!

Mit meinen Nacktbildern wollte ich Frauen die Ermächtigung erteilen, sich ohne Verfallsdatum zu ihrer erotischen Ausstrahlung zu bekennen. Die Welt sollte bereit sein, die Würde der Seele einer Frau zu respektieren. Sie sollte bereit sein, die Frage zu stellen, wie man sich als Frau in den medialen Schablonen, die uns übergestülpt werden, fühlt. Meistens scheiße!

Nacktbilder von sich selbst zu machen würde vielen Frauen helfen. Es wäre heilsam! So manche 64-Jährige wäre sicher zu Tränen gerührt, weil sie sich nach Jahrzehnten der Ignoranz mal wieder angenommen fühlt oder erstmals im Leben überhaupt ihre eigenen Reize wahrnimmt. Es gibt millionenfach Frauen, die ihre körperliche Schönheit noch nie entdeckt haben. Und es gibt ebenso viele, die keinerlei körperliche Schönheit besitzen und diese einfach behaupten: siehe Kardashians! Kein Hals, kurze Beine, fetter Arsch, zu großer Kopf, gebärfreudiges Becken und die Brüste vom Klempner angeschraubt. Wenn nur einer Million Menschen suggeriert wird, dass dies Schönheit sei, dann folgt dem auch der Rest: Zumal man mit diesem Körpertypus ganz Lateinamerika im Gefolge hat.

Also, meine Freundinnen, wie wollen Sie glücklich altern, wenn Sie sich selbst nicht annehmen? Nach vier Kindern und einem Leben voller Arbeit ist nicht jede Frau eine Elfe, aber die Magie setzt dort ein, wo ein liebender Partner einem jeden Tag versichert, wie schön man ist. Bis man sich fragt: „Was sieht er bloß in mir, was ich selbst nicht sehen kann?"

Jede normale Frau dürfte sich ausgezogen vor einer Kamera erst mal außerhalb ihrer Komfortzone befinden. Es kann allerdings zum Geschenk werden, ein Leben voller Selbstzweifel beim Fotografen wie eine zweite Haut abzustreifen. Eine Haut, in der man sich nie wirklich wohlgefühlt hat. Es gibt so viel mehr als die äußere Hülle, was Schönheit auszudrücken vermag: ein strahlendes Lachen, die Wärme im Blick, die Liebe zu der weiblichen Körperform, die Sanftheit mütterlicher Hände.

Nicht wenige Frauen werden nach 40 Jahren Ehe ohne Selbstbewusstsein zurückgelassen. Mit 60, meine Lieben, glauben Sie es mir, weiß man, was man mag und braucht und was nicht. Einen Mann zu treffen, wenn man nicht mehr die Jüngste ist, theoretisch Enkelkinder haben könnte, wird keine Frau über 50 kaltlassen und so manche Frage aufwerfen: Bin ich zu alt? Bin ich zu fett? Bin ich zu faltig? Wie sehe ich beim Aufwachen aus? Wie sehe ich von hinten aus? Wie sehe ich am Strand aus? Erfüllung finden wir, wenn wir unserer Weiblichkeit vertrauen, und ebendiese kennt kein Verfallsdatum! Femininität und Humor sind zeitlos, alterslos und nicht verhandelbar. Dadurch sind sie nicht anfechtbar und bieten Schutz bis zum letzten Atemzug.

Wir sind Frauen, wir sind Löwinnen, und ich frage Sie: „Hören Sie mein Brüllen?“ Ich brülle jeden einzelnen Tag, und ich glaube kaum, dass irgendjemand versteht, was ich meine, der nicht das Brüllen eines Löwen in der Wildnis Afrikas gehört hat. Es lässt erschauern, hat sein eigenes Andante-Tempo, lässt keinen Zweifel zu, wer der Herrscher ist, wem die Erde gehört, und es erwartet keine Antwort! Es ist der Sound der Ewigkeit. Natur! Und Natur zeigen auch wir, wenn wir uns entblößen! Frauen, und das möchte ich mit meinen Bildern sagen, verlieren ihre Schönheit und Anziehungskraft nie – zumindest nicht mit dem Alter, höchstens, wenn sie sich selbst aufgeben.

Wir sollten uns mit uns selbst anfreunden und durch die eigene Haut, in der wir stecken, gesegnet fühlen. Sich selbst lieben zu lernen mag wie eine utopische Reise klingen, aber nicht selten findet auf diesem Weg ein Wunder voller Magie statt, wenn der Auslöser klickt. Diese Sekunden und diesen Moment festzuhalten, das war das Ziel meiner erotischen Bilder kurz vor der Rente. Forever young beginnt im Herzen! Nacktheit ist auch nur ein Kostüm. Wir alle werden nackt geboren – der Rest ist immer Travestie!

WARUM 60 DAS NEUE 40 IST

Das Stereotyp der strickenden Großmutter mit Nickelbrille im Schaukelstuhl ist endgültig überholt. Gott sei Dank ist die „Oma fürs Grobe“ ausgestorben – sie taucht höchstens noch als Special Effect im Dederonkittel in Folkloresendungen auf. Die Kinder der 60er-Jahre sind mit 45 in die Küche gegangen, um sich einen Tee zu machen, und kaum kamen sie mit der dampfenden Tasse raus – schwupp –, waren 20 Jahre um. Das Schöne daran ist: Die Uhr mag getickt haben, doch die Best Ager wurden von Jahr zu Jahr schicker, fitter, flexibler. Die Zeiten, in denen man sich mit 50 Shades of Beige umhüllt und auf Komfortschuhe umstieg, sind passé. Ich kenne 60-Jährige in Radlerhosen, 70-Jährige in Leggins und 80-Jährige, die Cowboyboots tragen. Ja, ich kenne eine 82-Jährige, die ein Start-up gegründet hat …

Wann man im Leben was tut, wird schließlich nicht durch Ziffern definiert. Stickarbeiten habe ich persönlich besonders gern mit 18 gemacht. Damals entstanden ganze Tiroler Gebirgslandschaften frei Hand gestickt als Bild. In den 70ern habe ich gehäkelt, vorzugsweise Schlapphüte, und in den 80ern Glam-Rock-Stulpen gestrickt. Der Klischeestatistik nach also ganze 60 Jahre zu früh. Mit Ende 20 habe ich das Handarbeiten aufgegeben. Da entdeckte ich plötzlich, dass ich eine Stimme habe, eine Stimme, mit der man laut singen und seine Meinung zu Gehör bringen kann. Und ab der Mitte des Lebens habe ich nun endlich Zeit und Geld, mich so anzuziehen, wie ich es immer wollte, Champagner zu trinken, Businessclass zu fliegen und Luxusreisen zu buchen.

Die Domäne der Jugend, nämlich online zu surfen, zu chatten, zu bloggen, Messages zu senden, Dating-Apps zu nutzen und Foto-Apps zu bedienen, das alles funktioniert auch mit 90 noch. Wer sich da mit 60 unterweisen lässt, dem bleiben noch 30 Jahre, um ein Experte zu werden, wenn es darum geht, die Funktion „Umformen" zu entdecken.

Die Babyboomer-Generation hat die Definition von Alter komplett auf den Kopf gestellt. So wie die Kinder der 60er-Jahre die Welt verändert haben, werden sie auch das Rentnerdasein neu definieren – selbst wenn das Teddybär-Tattoo am Unterbauch längst zur Giraffe geworden ist. Klar, wer mit 50 plus immer noch den Champagner aus der Pantolette der Geliebten trinkt, muss aufpassen, dass er nicht an einer Doktor-Scholl-Schuheinlage erstickt – aber dafür bietet das Alter den Best Agern wunderbare Perspektiven. Nehmen wir Tantra-Sex. Nie ausprobiert? Versuchen Sie's mal. Wäre doch eine schöne Abwechslung. Geht ja wahnsinnig langsam vonstatten. Eile hat da nichts zu suchen. Meine Lieblingsposition heißt „der Klempner". Man verbringt den ganzen Tag im Bett, aber keiner kommt.

So wie Orange das neue Schwarz ist, ist 60 das neue 40. Denn diese Zahl hinter unserem Namen beziffert lediglich die Jahre, die wir seit unserer Geburt verbracht haben, und beschreibt als mathematische Maßeinheit einfach nur unser chronologisches Alter. Viel aussagekräftiger hingegen ist das gefühlte Alter, das unseren mentalen, emotionalen Status beschreibt, und das bestimmen ganz allein wir. Und aus dieser Kombination ergibt sich das biologische Alter, welches den Zustand und Status unseres Körpers bewertet.

Die Gesellschaft mag sich in vielerlei Hinsicht verändert haben, aber die Mauern im Kopf passen nicht mehr zu dem, was die neuen 60-Jährigen heute repräsentieren. Die Mütter unserer Generation haben ihre Söhne einfach nicht auf die Frauen von heute vorbereitet. Und die Frauen von heute sind 50 plus. Leider ist das althergebrachte Klischee alternder Rentner und hinfälliger Greise eine fest zementierte Währung in unserem Kulturkreis. Alte Mythen sind nicht leicht umzuschreiben. Dabei sind Rentner alles andere als eine homogene Gruppe, deren einzelne Mitglieder sich alle über einen Kamm scheren lassen. Man sollte differenzieren, aber das zeigt keine Statistik auf. Das gängige Bild in den Köpfen von der 60-plus-Generation ist so starr und klischeebehaftet, dass die Gruppe der Rentner ungestraft trivialisiert und der Lächerlichkeit preisgegeben werden darf. Diskriminierung? Bei Rentnern immer willkommen! Ab 60 gibt's dafür den Freifahrschein ... Spott, Häme, Filzpantoffeln, hier gebietet keiner Einhalt. Was Behinderten, Homosexuellen, Migranten nicht zugemutet werden darf – mit Rentnern ist's erlaubt.

Schließlich liest man überall: „Wer 60 ist, wird unsichtbar!" Die Bauarbeiter pfeifen einem auch nicht mehr hinterher. Da hat sich die Gesellschaft bei uns aber im großen Stil verrechnet. Nennen Sie mich pingelig, aber ich habe meine Hausaufgaben gemacht: Die über 60-Jährigen repräsentieren knapp 25 Prozent unserer Bevölkerung, aber sie tauchen in Werbekampagnen stark unterrepräsentiert auf und eigentlich stets im falschen Zusammenhang! Anti-Aging-Faltencremes wären doch authentisches Terrain, stattdessen wird glatte Haut von 20-Jährigen propagiert. Extensions dürfen offenbar auch nur junge Leute tragen, aber wenn die Pharmawerbung Vergesslichkeit zeigt, dann wird einem 35-jährigen Model eine weißhaarige Perücke aufgesetzt. Herabwürdigende Formulierungen wie etwa: „... sie mag zwar schon in ihren Sechzigern sein, aber sie ist fit wie ein Turnschuh", gehören in der medialen Berichterstattung zum guten Ton. „Immer noch eine tolle Figur, obwohl sie auf der falschen Seite der 50 steht ...", das sind Abwertungen, die hingenommen werden, erlaubt sind und wir auch noch als Kompliment verpackt serviert bekommen.

Tausende ähnlicher Kommentare, Tag für Tag, Jahr für Jahr wiederholt, zementieren in den Köpfen eine Duldung der Diskriminierung aller über 60-Jährigen. Wir sollen also 40 Jahre lang als gaga gelten und gefälligst die Klappe halten. Wer will da schon 60 sein? Es klingt nicht witzig ... da diese Bilder, die uns da vorgegeben werden, längst nicht mehr der Wirklichkeit entsprechen. Da kann ich nur sagen: Wacht endlich auf! Leute, was habt ihr erwartet? Dass ich plötzlich jemand anders bin oder mich an meinem 59. Geburtstag adrett ins Bett lege und am nächsten Morgen mit 60 als runzelige, alte Schrippe aufwache? Habt ihr erwartet, dass mir die Luft ausgeht, wenn ich die 60 Kerzen auf meiner Torte ausblase, oder darauf spekuliert, dass es mir in der Nähe der Torte viel zu heiß ist und meine Polyesterbluse in Flammen steht?

Ach so, jetzt nähert man sich angeblich dem Alter, in dem es verbilligten Eintritt im Zoo gibt, der Sehtest umsonst ist, man bei der Deutschen Bahn Sonderrabatte bekommt und für 35 Euro zum Kahlen Asten in die Eifel tuckern darf und man Werbemails von Billigbestattung.de bekommt. Also ich persönlich habe mich entschieden: Ich möchte im Stehen begraben werden – um Platz zu sparen. Und auch nur bis zur Taille: Dann kann ich die Grabpflege gleich selber machen.

Wäre es Sexismus, ja, wäre es Rassismus, würde angesichts der mehr als 80 Millionen Bundesbürger eine Anti-Ageism-Revolution die Parlamente stürmen. Aber weil es ja nur „die Alten" sind, die auf die Barrikaden gehen, ruft der Skandal der Diskriminierung einer ganzen Generation kaum mehr hervor als eine hochgezogene Augenbraue. Wenn wir für Gleichstellung auf die Straße gehen, werden wir milde belächelt. Gleichstellung mit der Jugend nämlich, weil wir Würde, Freiheit und Respekt erwarten und nicht freiwillig zugebilligt bekommen – und bei Trost werden wir noch verdammt lang sein.

Aber medial werden wir ja nur noch als Kandidaten für Demenz und Alzheimer beachtet. Fuck you!

Der Lackmustest einer zivilisierten Gesellschaft ist der Umgang mit ihren alten Mitgliedern – und da sieht es in Deutschland düster aus. Beschämend. Bitter. Das ist das Resultat politischer Entscheidungen. Genauso wie Kinderheime verrotten und das Bildungssystem vor die Hunde geht, werden die Alten sediert, versteckt und entsorgt. Was bleibt, ist die Schande!

Wehe euch, sage ich nur, denn ich kenne genug Gegenbeispiele. Nehmen wir eine Freundin meiner Mutter, die mit über 80 ein Start-up-Unternehmen entwickelt hat: Sie fährt „ältere Leute" zum Arzt! Die „älteren Leute" sind in den Sechzigern. Man muss dazusagen, dass sie ein Leben lang jünger agiert und ihr chronologisches Alter stets komplett ignoriert hat. Und hier kommt die Wissenschaft ins Spiel: Es ist durch weltweite Studien verifiziert, dass ein junger Geist ein Lebenselixier ist und sich auf unsere Erscheinung verjüngender auswirkt, als die teuerste Antifaltencreme es je könnte. Erfahrung und Weisheit sind mehr wert als alles Geld auf der Bank. Eine alte Mutter, alte Eltern zu haben, das sollte als ein Glücksfall empfunden werden, so wie es in Asien und Afrika der Fall ist – doch bei uns hängt dem gesegneten Alter ein Makel an.

Jede Gesellschaft, die nicht den Wert älterer Bürger zu schätzen weiß, hat ein Problem. Sie ist von innen heraus marode! Ohne Frage werden sich daraus auch andere strukturelle gesellschaftliche Probleme ergeben, die das System aushöhlen. Wir werden alle älter: Alle 80 Millionen Bundesbürger, also ist AGEISMUS der neue SEXISMUS beziehungsweise RASSISMUS. Ignoranz und Angst sind die Wurzeln dieser soziologischen Schieflage. Sterblichkeit und Vergänglichkeit erzeugen nun einmal Angst, und keiner will daran erinnert werden.

Die Alten rufen diese Erinnerung aber wach, sie gemahnen daran, was auch der Jugend bevorsteht, und da schaut man dann doch lieber weg. Da kann man nur ein Gegenbeispiel liefern! Mit einem Beispiel vorangehen, welches die Jugend dazu veranlasst, mit Freude und Bewunderung das Alter als Quelle der Inspiration zu betrachten. Indem man Vorbild ist, Weisheit, Erfahrung, Gelassenheit, Souveränität, Mut und vor allem viel, viel Freizeit besitzt und genießt.

Celebritys zu Rollenmodellen zu machen wird uns nicht weiterbringen. Graziös zu altern, wenn die Lippen aufgepolstert und die Narben vom Lifting unter der Perücke versteckt werden, das mag auf der Leinwand zwar attraktiv wirken und nutzbringend sein, wenn man bei Oprah Winfrey die Lebensbeichte des Missbrauchs von Sex, Drogen und Alkohol verkauft: Denn es wird honoriert, sich im Alter mit dem eigenen Scheitern zum Obst zu machen! Was wir brauchen, ist ein Ende des Jugendwahns, Bildungsprogramme, die jüngeren Generationen den Wert von Erfahrung und Weisheit vermitteln, und vor allem eine seriöse Reflexion darüber, dass ein Leben ab 60 auch ohne Seniorenteller möglich ist.

Ich halte die Fahne hoch für die Generation 60 plus! Schnallt mich einfach als Gallionsfigur vor euren Rollator! Die mit Goldstaub gepuderte Jugend wird von der Bühne gehen müssen, wenn die Silver Ager erst die Rampe bevölkern. Und ich bin jetzt schon Center Stage angekommen. Wir können uns glücklich schätzen, bald alle *Golden Girls* zu sein. Sie sind Rollenmodelle, mit denen wir etwas anfangen können. Und die vier Ladys von *Sex and the City* werden auch über kurz oder lang dazugehören, gehen doch alle Protagonistinnen stark auf die 60 zu. Wow, „I am Carrie Bradshaw, I am 55 years old and in five more years I will get a free bus pass and order Essen auf Rädern!" What the fuck …? Kim Cattrall! Die Samantha-Sexbombe aus *Sex and the City*, der alle nacheifern, ist mittlerweile 63 … Hallo? Die geht ja fließend als die Neubesetzung der männermordenden Blanche durch … Wacht endlich auf, und umarmt all die Möglichkeiten, die wir heute haben.

In Hollywood ist Alter wahrlich relativ: Wenn man dort 35 wird, ist man älter als die meisten Gebäude vor Ort. Und eine Todsünde ist nicht etwa, alt zu sein, sondern alt auszusehen. Zsa Zsa Gabor hat sich noch mit 90 Jahren liften lassen, aber das Altern und ihre Vergänglichkeit konnte sie damit auch nicht aufhalten. Geht es ums Altern, ist unsere Gesellschaft aufgerufen, fundamental ihre Haltung zu verändern. Denn: Ganze 23 Millionen Menschen in Deutschland sind heute über 60. Und niemand will jung sterben! Wir haben also nur eine Option: das Beste draus zu machen. Im Jahr 2030 wird über ein Viertel der gesamten Bevölkerung in Deutschland über 70 sein.

Ich bin wirklich zu jung, um alt zu sein. Ich sehe nicht alt aus, und ich fühle mich nicht alt. Ich glaube, ich werde immer eher wie ein Cartoon bleiben – wie Mickey Mouse. Und wenn ich Kopfstand mache und alles nach oben rutscht, dann wirke ich wie 13. Nun ja, gute slawische Wangenknochen verschaffen eine stabile Struktur, wenn man älter wird. Was Mutter Natur mir gegeben hat, wird hoffentlich Väterchen Zeit mir nicht stehlen. Es ist doch egal, wenn der Hintern zum Akkordeon wird, solange es ein Oberlidlifting gibt. Das ist eine tolle Sache! Es geht dabei ja nicht mal um Veränderung, sondern um Erhaltung. Und sollte jemals einer im gleißenden Sonnenschein mit der Lupe meinen Hals inspizieren, na und? Dann bin ich eben mal kurz auf meiner Chenille-Tagesdecke eingeschlafen.

Manche Frauen verlieren ab 40 entweder ihr Gesicht oder ihren Körper. Mein Rat wäre: das Gesicht behalten und prinzipiell sitzen bleiben. Da kann man sich doch auch im Alter charmant drapieren.

Queen Mum hätte ich auch nicht unbedingt nackt sehen wollen. Aber wenn Gott gewollt hätte, dass Frauen ihre Rückseite im Spiegel betrachten, dann hätte er die Augen im Kopf nicht vorn gesetzt.

Frauen und alte Häuser lassen sich durchaus vergleichen. Niemand würde abstreiten, dass die maroden, bröckelnden Fassaden von Venedig von betörender Schönheit sind! Gerade weil sie Charakter, Geschichte und Patina haben. Wie seelenlos wirkt hingegen ein nigelnagelneuer Bauhaus-Bungalow mit seinen kalten, riesigen, spiegelnden Glasfronten, gegen die unerbittlich der Regen peitscht. Da möchte ich meine Migräne nicht auskurieren müssen! Und solange ich nicht mit Efeu überwuchert bin und keine alte Eule auf meiner Schulter sitzt, wird man mich schon nicht mit *Downtown Abbey* verwechseln. Die Farbe und der Putz mögen bröckeln, und das Mauerwerk mag ein paar Risse aufweisen, aber wen stört das, wenn die Räumlichkeiten im Inneren warm und gemütlich sind?

Ich finde, 50 ist ein tolles Alter für eine Frau – besonders, wenn sie 60 ist. Und man kann, wenn man geschickt von hinten angestrahlt wird, bei Nebel mit 60 noch durchaus als 40 durchgehen. Wenn der Nobelpreis jemals für Elektrizität vergeben wird, dann für die Erfindung des Dimmschalters.

Fragt man mich taktloserweise in Talkshows nach meinem Alter, dann muss man erst mal klarstellen, welches Alter überhaupt gemeint ist: VOR oder NACH dem Frühstück? Und das nächste Mal werde ich antworten, dass die Bibel, in der ich meine Geburtsurkunde aufbewahre, von meiner Ziege gefressen wurde. Diese Ziege ist 27!

Wenn es wahr ist, dass 60 das neue 40 ist, dann ist 50 das neue 30, und daraus ergibt sich, dass 70 das neue 50 ist.

Fazit: Es ist besser, 70 Jahre jung zu sein als 40 Jahre alt!

DER PASSENDE RAHMEN

Meine Großmutter hatte einen Eingangsbereich, dessen Wände aussahen wie das Innere eines Maya-Tempels. Sie liebte es einfach, die Dinge so zu lassen, wie sie sind; sie stand auf echte Patina, lehnte alles Blitzende, Blinkende, Funkelnde ab. Die Dinge mussten alt sein, sonst wurden sie für minderwertig erachtet. Ich behaupte mal, sie war die Erfinderin des Vintage-Styles: Aber authentisch musste er sein. Alles musste eine Geschichte erzählen, von Vergangenheit, Echtheit und Altertum zeugen und die Kriege überdauert haben. Kleine Makel machten die Dinge in ihren Augen nur noch schöner. Schlecht schließende Schranktüren, quietschende Schubladen und Truhen mit schrägem Deckel, das war ihr Ding! Charakter, Originalität, Exzentrik – wahrscheinlich habe ich die Vorlieben meiner Großmutter für Mobiliar und Gerätschaften auf Männer übertragen.

Es war zudem ein Einrichtungsstil, bei dem man Staub und Schmutz nicht wirklich sah. Der Dreck ging irgendwie unter. Ich lernte, dass nach etwa drei Jahren eine Staubschicht nicht mehr dicker wird. Defekte Stellen wurden mit Spitzendeckchen abgedeckt. Die Perserteppiche lagen in mehreren Schichten übereinander und dämpften die Schritte und die Gespräche. Sie würde bei dem Geklapper von Absätzen auf heutigem Laminat garantiert unter Tinnitus leiden. Schummriges Licht durch seidene Lampenschirme mit Troddelbordüren waren Standard. Daher sah in unserem Haus jeder gut aus. Es gab permanente Boudoirbeleuchtung, viele Drapierungen aus Samt und Taft, Tapeten aus Brokat und einen ochsenblutrot gelackten Raum. Eigentlich bin ich im Puff aufgewachsen. Und Wohnungen im minimalistischen Bauhausstil, also die Bungalows der 60er-, 70er-Jahre empfand ich als Leben in einer Garage oder Lagerhalle. Gott sei Dank kam dann ab 1974 die Disco-Ära, und alles fing an zu glitzern und wurde bunt und floral. Meine Mutter lebt heute noch so. Wahrscheinlich liebe ich aufgrund dieser erblichen Vorbelastung pastellige, helle, freundliche Räume. Und peinliche Reinlichkeit. Ich habe in meinem Leben genug Schrabbel und Tristesse gesehen.

Und ich sage Ihnen: Wer jung bleiben möchte, der sollte nicht bei Make-up, Haaren, Kleidung aufhören, sondern das persönlich gefühlte Alter auf alle Bereiche des Lebens übertragen. Unser Heim verrät mehr über uns als ein Bewerbungsgespräch. Zu Hause lässt man die Fassade fallen, und ein Besuch in einem fremden Heim ist immer auch ein Blick in die Seele des Bewohners. Folglich solle man nie aufhören, die eigene Häuslichkeit einem Update zu unterziehen, um seinen persönlichen Rahmen unter Kontrolle zu behalten. Wenn Sie Gäste haben, sollte sich niemand veranlasst sehen zu denken: „Oh, eine neue Abteilung des Naturkundemuseums. Ich frage mich, welche Fossilien wir zu sehen bekommen. Ach, da ist ja das erste Exponat: unsere Gastgeberin!"

Ein Haus ist wie der Rahmen für ein Bild. Es sollte ein Ort sein, an den man freudig zurückkehrt und wo man sich wohler fühlt als in jedem Fünfsternehotel der Welt. Natürlich sollte es bequem sein, aber Bequemlichkeit ist nicht zu verwechseln mit Unordnung, Unsauberkeit, Schmutz, Chaos und Lieblosigkeit. Muffige Gerüche, Mottenkugeln, Gerümpelecken, defekte Lampen und Möbel, angeschlagenes Geschirr, all das macht Jahrzehnte älter, weil es von gestern ist und von der Vergangenheit erzählt. Das strahlt Desinteresse und Mangel an Sorgfalt aus.

Man sollte gerade ab der Mitte des Lebens im Hier und Jetzt angekommen sein, die Sonne und frischen Wind in die eigenen Räume lassen. Wer sein Haus mit Blumen und Pflanzen füllt, Duftkerzen, Aromen wie Lavendel und Zitrus verteilt, Kuchen oder Plätzchen backt, leckere Suppen kocht, legt Zeugnis ab, dass er up to date agiert und folglich auch zeitgemäß denkt. Deprimierend finde ich es, wenn alle Fotos und Bilder vergilbt sind und verraten, dass all „die Lieben“ schon vor einer Ewigkeit das Zeitliche gesegnet haben. Halten Sie Ihre Bilderrahmen aktuell, fügen Sie Bilder der Gegenwart hinzu, belassen Sie es nicht bei den Babyfotos Ihrer Enkel, sondern weisen Sie nach, dass Ihr Familienleben wächst und gedeiht.

Was bringt es, wenn Sie selbst durch Ihre Jugendfotos täglich daran erinnert werden, wie schlank und gut Sie vor 30 Jahren ausgesehen haben? Wie traurig ist es, wenn alle alten Freunde aus glücklichen Zeiten, deren Bilder Sie aufgestellt haben, längst verstorben sind? Niemand will auch 25 Fotos von ein und derselben Person sehen, und schon gar nicht von Ihnen selbst! Wer sich selber an der Wand zelebriert, als wäre er die Mona Lisa, wer seine Poserfotos im Übermaß daheim dekoriert, muss nicht nur ein massiver Narzisst sein, es ist beileibe auch kein guter Stil, sich selbst dermaßen zu verherrlichen. Man kennt sich doch selbst am besten, wieso muss man sich dann selbst hofieren?

Bei den Bildern der eigenen Eltern sollte man Close-ups und Porträts wählen, denn ein Blick in Augen und Gesicht bleibt zeitlos. Wenn die Eltern nämlich in 20er-Jahre-Knickerbockerhosen exponiert werden, weiß jeder gleich, dass Sie eine ganze Epoche älter sind, als Sie den Anschein erwecken.

Ein Update Ihres Heims verrät, wie up to date Ihr Leben ist. Es ist fantastisch, Erfolge und Höhepunkte zu zelebrieren und immer daran zu erinnern, welches Glück Ihnen hold war, aber sich selbst einen Altar zu bauen zeugt eher von Profilneurose und Komplexen. In Fotos und Dekor sollte Ihr Zuhause die Gegenwart reflektieren und nicht den Dreißigjährigen Krieg oder die dunkelsten Kapitel deutscher Geschichte.

Ein frischer Anstrich, Sauberkeit, gepflegte Blumen, geschmackvolle Entscheidungen lassen auch Rückschlüsse auf Ihr Verantwortungsgefühl in anderen Bereichen zu. Es ist erschütternd, teilweise lieb gewonnene Kollegen daheim zu besuchen und zu erkennen, dass hinter deren lockerer Fassade ein verkommener Messie schlummert. So habe ich beispielsweise viele Kollegen, die sich in der Öffentlichkeit als weitgereiste Stilikonen geben, aber im WG-Stil der 80er-Jahre auf Matratzen hausen, die wie in einer abgefuckten Studentenbude ihre Klamotten in nie ausgepackten Umzugskartons horten, die seit Jahren eine kaputte Klobrille an die Wand gelehnt haben, deren Grundausstattung windschiefes Ikea aus den 90ern ist und die innerhalb von vier Stunden ihre gesamte Habe einpacken und mit ein paar Brettern unterm Arm umziehen könnten.

So ist es ein hervorragender Anlass, ein Heim upzudaten, wenn die Kinder aus dem Haus sind. Jugendzimmer mit Klebebildern der WM von 2006 am Hochbett wirken einfach unappetitlich, wenn Kevin inzwischen 28 ist. Machen Sie ein Gästezimmer draus, oder funktionieren Sie das Kinderzimmer zum begehbaren Kleiderschrank um, hauen Sie eine Wand raus, und bauen Sie stattdessen das Bad Ihrer Träume, Ihre ganz persönliche Wellnessoase ein.

Installieren Sie in Ihren eigenen vier Wänden das, was Sie in Luxusherbergen am meisten lieben. Ein großer Toilettentisch mit riesigem Schminkspiegel? Ein amerikanisches Boxspringbett mit gigantisch aufgeplusterten Kissen? Eine offene Küche mit einer Kochinsel? Wo ein Wille ist, ist auch ein Weg. Wenn man bedenkt, was für ein Vermögen in Deutschland für Autos ausgegeben wird, dann muss man sich schon wundern, wie der Groschen umgedreht wird, wenn's um die Ausstattung des eigenen Heims geht. Jedes Update sollte mit einer Entrümpelung beginnen. Schaffen Sie Platz, erlangen Sie Übersicht, sortieren Sie aus. Misten Sie Pullover, alte Skisachen, abgetragene Sportsachen, alles, was zu eng, zu ausgeleiert, zu abgetragen ist, radikal aus. Und hört bitte auf mit dem Horten von schlechten, billigen Büchern, wertlosem, kaputtem Schmuck, Katalogen aus den 70ern, von Motten zerfressenen Kaschmirpullovern, zu eng gewordenen Blusen, eingelaufenen Sommerfähnchen, ausgeleierten Bikinis, zerschlissenen Unterhosen, kaputten Strumpfhosen „für drunter".

Gebt es einfach weg, spendet es oder schenkt es Nachbarn, die ein Faible für Trödel haben und gern Marketender auf dem Flohmarkt sein wollen. Schmeißt es in den Reißwolf, aber müllt euch damit nicht zu. Ich selbst ermahne mich auch immer, insbesondere wenn mit gewissen Teilen glückliche Urlaube in Verbindung stehen. Nein, die schmalen Caprihosen werden nie wieder über den Arsch gewuchtet werden können, der Reißverschluss der Ibizashorts geht auch nie wieder zu, der Stretchmini aus Formentera spannt über den Hüften, und aus dem spanischen Tischdecken-Häkelkleid quillt seitlich der Muttispeck heraus. Es ist vorbei damit, die Lumpen müssen entsorgt werden, auch wenn man darin am Grace Bay Beach auf Paradise Island in der Karibik unterm Sternenhimmel den tollsten Sex am Strand hatte.

Ein gepflegtes Heim sollte ebenso graziös altern wie man selbst. Wenn Ihnen liebe Freunde sagen: „Dein Haus hat sich in den letzten 30 Jahren kein bisschen verändert", dann ist das sicher KEIN Kompliment. Nicht mal, wenn Sie Nostalgiker sind. Denn auch ein Museum wechselt in regelmäßigem Turnus die Exponate, ändert die Ausstellungen, wischt feucht durch und übt sich in peinlichster Sauberkeit. Denn genauso abgenutzt wie ein ungepflegtes Heim wirkt, genauso abgenutzt ist seine Hausfrau! So verbraucht und durchgeritten wie ihre abgetragenen Tischtücher, löchrigen Servietten und fleckigen Polster wirkt am Ende sie selbst. Das muss nun wirklich nicht sein!

Halten Sie Ihr Heim und Ihren Haushalt frisch. Gerade ab 60 sollte man eine vorbildliche Meisterhausfrau sein, da wir Babyboomer es ja nicht mehr von unseren berufstätigen Eltern gelernt haben, wie man entspannt Kohlrouladen für zwölf Personen zubereitet, die Schwiegermutter mit einem Dreigängemenü zu Weihnachten überrascht, ohne dabei zu kollabieren, und schnell „ein paar Kleinigkeiten zaubert", wenn der Partner überraschend den Chef mit nach Hause bringt. Es sollte zumindest so aussehen, als ob es Ihnen als Gastgeberin Spaß machte, wenn Besuch kommt. Und als Golden Girl alle Register zu ziehen und mit den perfekten Cookies, Muffins, Cheesecakes, dem selbst gemachten Eis, mit Sahnetorten, Teekuchen, selbst gebackenem Brot, Vorräten, Eingekochtem und köstlichsten Suppen zu begeistern, das ist doch eine ganz wunderbare Mission!

Den jungen Leuten fehlt dafür die Zeit, und wer Kinder und Karriere am Hals hat, wird nicht die Nerven und die Kapazität aufbringen können, einen meisterlichen Haushalt zu kultivieren, der funktioniert wie ein Nobelhotel. Dafür erntet man Bewunderung, Respekt, Begeisterung und Komplimente. Wir haben heute so viele geniale Helfer, um zu suggerieren, dass wir mit Liebe gekocht haben und die Geheimnisse aus Omas Küche beherrschen: Damit sollten wir uns ab 60 als strahlender Star, ja, als Stepford Wife in Szene setzen. Ich freue mich schon heute darauf, dass ich im Haushalt und am Herd bald alles nachholen werde, was früher zu kurz kam: Rumtopf einlegen, Chutneys zubereiten, Pflaumen verarbeiten, Eierlikör herstellen, Pavlova und Charlotte Russe zaubern … Pralinen selber machen. Nee, also wirklich, mein Programm ist voll!

Indem sich die Kinder der Frauenbewegung auf ein Leben am Herd freuen, schließt sich ein Kreis: Früher haben Hausfrauen Kuchen gebacken und Orgasmen simuliert, heute haben sie Orgasmen und simulieren, dass sie backen können!

Und dann schaffe ich mir einen Hund an. Einen Hund, der meine wertvollen Teppiche vollkotzt, damit ich ein glückliches Heim habe. Was ein Haus zu einem glücklichen Heim werden lässt, ist das pralle Leben! Kinder, Enkel, Freunde, Freunde von Freunden, Freunde von Kindern, Freunde von Enkeln. Wer all das besitzt, ist glücklich und gesegnet! Es wäre nun an der Zeit für Dankbarkeit!

DIE 10 NO-GOS AB 60 – WENN NICHT SCHON AB 40

Ob das Leben mit 60 anders ist als mit 59 und davor? Na klar! Der Unterschied ist genauso groß wie das Gefühl, mit 49 ins Bett zu gehen und als 50-Jährige zu erwachen. Und eigentlich sollte man sich daran gewöhnt haben, denn das Debakel kennen wir ja schon vom 40. Geburtstag. Und vom 30. Für mich war der größte Einschnitt allerdings der 40. Geburtstag – das Drama habe ich nur noch diffus in Erinnerung, da ich genau an diesem Tag Mutter wurde.

Es sind sowieso immer dieselben Fragen, die wir uns alle ab dem 30. Geburtstag stellen. Eigentlich ist man von da an alt. Oder fühlt sich so, dank der Suggestivkraft von Medien und Werbung. Aber egal ob 70, 80 oder 30, es gibt in jeder Phase trübsinnige Gedanken, die uns nicht weiterhelfen, sondern nur wirkungsvoll runterziehen. Generell sollte man sich destruktive Einstellungen verkneifen, weil sie nichts besser machen. Das Beste ist, sich zwischen 20 und 40 gar nicht erst deprimierende Floskeln anzugewöhnen und sie auch nicht von anderen zu übernehmen. Schon mit sieben Jahren kann man sich die Dinge schlechtreden, wenn man etwa in Mathe vor die Klasse gerufen wird und – so wie ich – absolut nicht durchblickt. Sobald ich Zahlen sehe, höre ich nur Meeresrauschen. Nur wenn es um meine Gagen geht, kann ich rechnen! Mit Schmerzen in der Magengegend habe ich mir mit sieben Jahren an der Schultafel erstmals die Frage gestellt:

1. „Womit habe ich das verdient?"

Egal wie schlecht Sie sich fühlen oder was immer auch Enttäuschendes in Schule, Job, Liebe oder Alltag passiert: Sie sind nicht schuld! Wir werden auch nicht bestraft von Gott oder einer höheren Macht, wenn jemand unseren Seitenspiegel abfährt und Fahrerflucht begeht. Ist mir x-mal passiert. Steinschlag, Wasserschaden, entwurzelte Bäume im Garten, vergessene Pins und Codenummern, stornierte Flüge, Sturmschaden bei der Deutschen Bahn, nachts mit Koffern kurz vor Dresden über die Gleise gestampft, Handy ins Wasser gefallen ... shit happens!

Kein Mensch verdient Unglück, Leid oder gar Schicksalsschläge – es gibt blöde Zufälle, Pechsträhnen und Verkettungen unglücklicher Umstände. Es hat was mit Wahrscheinlichkeitsrechnung zu tun. Umso größer ist dann wiederum die Chance, dass man auch bald das große Los zieht und Glück hat. Sturzbetrunken neben der gesperrten Piste den Hang im Tiefschnee hinunterzujagen ist natürlich reines Selbstverschulden und kein Pech. Schicksal, Zufall, Pech – man schert es viel zu schnell über einen Kamm, ohne wirklich zu wissen, wovon man spricht. Ebenso gibt es Situationen, in denen wir per Zufall zur richtigen Zeit am richtigen Ort waren und Glück hatten. Aber weil dies weniger schmerzt, erinnern wir uns seltener daran. Es gebührt uns schließlich, dass alles nach Plan klappt! Leider Gottes muss der Mensch meist erst Pech gehabt haben, um sein Glück überhaupt wahrzunehmen. So begrenzt ist unser Geist also ...

Ich denke, die Statistik beziehungsweise die Natur hat den Zufall fest mit eingebaut. Warum trifft man sonst an einem 10.000 Kilometer entlegenen Urlaubsort, an einem einsamen Flecken in der Wüste an einer dubiosen Tankstelle, auf einen alten Kollegen? Es ist ziemlich unwahrscheinlich, aber auch UNWAHRSCHEINLICHES tritt ein. Noch unwahrscheinlicher wäre es, dass ein Flugzeug auf mein Haus fällt. Ich rechne nicht damit. Und wenn es doch passiert, dann ist es nicht Fügung und auch nicht Bestimmung. Es ist Statistik. Und was zu 0,0001 Prozent möglich ist, passiert irgendwann mal. Wahrscheinlich einmal in Milliarden Jahren. Das sind ja astronomische Zahlenketten.

Gewisse Dinge passieren ohne Grund. Das ist Quantenphysik. Mehr weiß ich darüber jetzt aber auch nicht. Jedenfalls hilft es nicht, bei blöden und sinnlosen Zufällen nach Schuldigen zu suchen. Nach dem Prinzip des Universums lauert im Chaos und im Gefühlstief auch immer der Rausch des Aufschwungs. Ich selber habe mehrfach im Nachhinein erleben dürfen, dass mir widerfahrene Enttäuschungen oder Katastrophen sich ins größte Glück meines Lebens verwandelt haben. Wie ausgerechnet die größten Hindernisse für mich zum Vorteil wurden. Wie ich Benachteiligungen in ein stabiles Fundament umgewandelt habe.

Je älter ich wurde, desto zufriedener wurde ich. Aus diesem Grund ist es beruhigend, mir im Rückblick die Kerle anzusehen, die ich nicht geheiratet habe. Sex in der Ehe ist wie Einkaufen an der Tankstelle. Wenn man früh um vier dringend was braucht, weiß man, wo man es kriegen kann, und es liegt immer an derselben Stelle. Leider ist die Ware nicht sehr frisch. Ein Mann muss schon sehr viel für sich tun, damit er ab 50, 60 immer noch lecker, proper und appetitlich aussieht und ich morgens im Bett seine Füße niedlich finde!

2. „Jetzt ist es dafür zu spät."

Nun, zu spät wofür? Für Kinder oder zu spät für eine neue Sportart? Zu spät für den Hauskauf oder lange, blonde Extensions bis auf den Po? Zu spät für den Marathon oder um Fechten zu lernen?

Es ist wirklich keine Seltenheit, heute 90 zu werden. Wer folglich mit 40 ein Kind kriegt, hat noch mindestens 50 Jahre Familienleben in Aussicht. Für Mutterschaft ist es mit 40 wirklich noch nicht zu spät. Je gesünder wir leben, umso größer die Chance, dass wir auch in fortgeschrittenem Alter noch Kinder bekommen können. Generell aber ist es eine faule Ausrede, dass man für was auch immer zu alt ist. Ob Klavierunterricht, Fallschirmspringen, Rockkonzert, Berghain, Skikurs, Schwimmunterricht, Eislaufen, Fremdsprachen, Backpackingtouren, lila Rastazöpfe, you name it, man wird zwar nicht im Hostel problemlos ein Studentenzimmer bekommen, aber die Zeit, Neues zu erkunden, neue Horizonte zu erobern, völlig konträre Interessen zu verfolgen, ist immer die Richtige!

Eine meiner Freundinnen, die ich sehr bewundere, hat mit 72 Jahren in London erstmals ein Haus umgebaut, saniert und vermietet. Eine andere hat mit 75 eine Firma eröffnet, einen Begleitservice für Senioren. Ich selbst hatte erstmals mit 62 Jahren Schlittschuhe an den Füßen. Meine Vorbilder sind Damen, die erst mit 68 Eistanz begonnen haben und heute mit 78 sehr viel mehr können als ich. Sie schweben in Twizzles übers Eis wie eine Elfe!

Die Entschuldigung, es sei „jetzt zu spät dafür", lasse ich nur bei Einschulung, rhythmischer Gymnastik und Kindergarten gelten. Wenn Sie immer zum Circus wollten, werden Sie Clown! Und zwar sofort!

3. „Ich habe in der Vergangenheit zu viel falsch gemacht, und jetzt muss ich damit leben."

Moment: Wenn man zu gegebener Zeit aus der damaligen Überzeugung heraus, nach einstigem Wissensstand sein Bestes gegeben hat, hat man auch nichts falsch gemacht! Die Zukunft lässt sich nicht berechnen, und was richtig oder falsch war oder ist, wird sich langfristig oft erst nach Jahrzehnten herausstellen.

Wenn in London 15.000 Banker entlassen werden, hat keiner von denen was falsch gemacht. Wir leben, um Entscheidungen zu treffen, Erfahrungen zu sammeln, Beziehungen zu führen, uns zu entwickeln, zu wachsen und Fehler zu machen. Und das jeden Tag von Neuem, nur um jeden Tag ein bisschen schlauer zu werden. Dabei verwandeln sich permanent die Umstände, das Klima, die Bedingungen, unter denen wir uns behaupten oder anpassen müssen. Und genau diese Flexibilität und Dynamik halten mich jung, frisch und agil. In Abhängigkeiten und Pseudosicherheiten hätte ich persönlich niemals mein volles Potenzial entfaltet. Nebenbei amüsiert es mich allerdings immer wieder zu erleben, wie viel andere doch falsch machen, weil sie festgefahren sind, an längst überholten Prinzipien hängen und sich nachhaltig an Konzepte klammern, die schon vor zehn Jahren gescheitert sind. Da kann man nur hoffen, dass irgendwann die Stunde des Erwachens kommt. Wie gesagt: Es ist nie zu spät!

4. „Das Leben wäre einfacher, wenn ich noch jünger wäre."

Nope! Wie oft dachte man als Kind oder Teenager, das Leben wäre einfacher, wenn man erwachsen oder älter wäre? Im Gegenteil. Die jugendliche Ahnungslosigkeit ist etwas Wunderbares, aber diese Enttäuschungen, die aus falschen, naiven Erwartungen hervorgingen, brauche ich kein zweites Mal. Ich persönlich habe mich eigentlich in allem geirrt. Und die Kapazitäten, die ich heute habe, habe ich mir erarbeitet, erkämpft und erworben. Mich in Jung, so wie heute, das gab es nie. Genauso wenig wie es jemals den Mann gab, in den ich mich unsterblich und bedingungslos verliebte. Es gab nur eine Fiktion, eine Illusion von ihm. Und das ist im Nachhinein ein Riesenglück, denn sonst hätte ich nicht den wunderbarsten Sohn der Welt, einen Sohn, wie ihn sich jeder Vater wünscht. Ich wäre nicht alleinerziehend gewesen und hätte niemals meine Kapazitäten entdeckt und den Glauben an meine innere Kraft und Power gefunden sowie meine Unabhängigkeit und Integrität unter Beweis stellen können.

Als ich jünger war, war ich sehr viel dünner und dümmer. Ich war viel zu gutgläubig. Viel zu arglos. Und jedes Jahrzehnt brachte einen Riesenfortschritt mit sich. Ich bin überzeugt, dass es anderen genauso geht. Man muss nur lernen, das Älterwerden als Gewinn zu betrachten. Wir sollten dankbar sein, dass wir überlebt haben!

5. „Ich bin zu alt, um mich zu ändern."

Laut wissenschaftlicher neurologischer Studien sind wir bis Ende 60 spielend lernfähig. Natürlich je nachdem, wie man sich fit gehalten hat, und Schauspieler, Sänger und darstellende Künstler haben hier einen Riesenvorteil. Es ist erwiesen, dass bis Ende 60 alles machbar ist. Somit ist dieses Argument eine faule Ausrede. Man sollte die andere Seite der Medaille betrachten: Es mag umgekehrt sehr viel schwerer sein, alte Gewohnheiten loszulassen. Bequemlichkeiten aufzugeben. Festgefahrene Konzepte über den Haufen zu werfen. So gesehen ist es fantastisch, wenn im Privatleben ein Neustart gewagt wird, egal wie lange man vorher in Erstarrung verharrte.

Natürlich soll man einen alten Baum nicht verpflanzen, jedoch schwingt sehr viel Koketterie mit, wenn man das Alter vorschiebt, um nicht mehr an sich selbst zu arbeiten. Gerade wenn nicht mehr der Beruf im Mittelpunkt des Lebens steht, wenn es nicht mehr um die Karriereplanung geht, wenn das Programm berufstätiger Mütter milder wird, sollte man doch einer gewissen Gelassenheit Raum geben und Milde walten lassen. Der perfekte Zeitpunkt, um sich zu ändern! Also bitte Leute, verabschiedet euch von diesen hohlen Floskeln, sie sind komplett überholt.

6. „Hätte ich nur einen ganz anderen Berufsweg eingeschlagen!"

Der Firma treu bleiben bis zur Rente? Diese Zeiten sind vorbei! Heute ist alles anders: Die Berufswelt war noch nie so schnelllebig. Und genau das, wovor man mich einst warnte: „Kind, Schauspielerin willst du werden? Um Gottes willen, denk doch an deine Sicherheit", das wird in Zukunft ganz oben auf der Liste der Qualifikationen stehen: Flexibilität, Eigeninitiative, Unabhängigkeit! Individualität ist gefragt. Ich hingegen wurde lange dafür geächtet. „Sei doch einfach mal normal!", das musste ich mir bis zum Erbrechen anhören … „Fall doch nicht immer so aus dem Rahmen", „Zieh dir doch mal was Vernünftiges an!"… und zeitgleich arbeitete die Gesellschaft daran, die Freiheit zu verteidigen, ebendiese Werte aufs Podest zu stellen.

Das einzig Beständige ist inzwischen die Veränderung. Und da kann die Babyboomer-Generation sich doch entspannt zurücklehnen. Die Zukunftsplanung der Kinder der 60er-Jahre mutet der Jugend von heute ja eher an wie ein Idyll aus dem Biedermeier. Leicht war es nie, aber es war entspannter, unverkrampfter, intuitiver. Heutzutage? Digitalisierung, soziale Netzwerke, Bewerbung via Smartphone. Anfragen über WhatsApp … Wenn das Hochschulstudium beendet ist, hat sich das Rad bereits weitergedreht, und das Erlernte ist schon wieder überholt. Nein, ein Zuckerschlecken ist es heute nicht einmal für hochqualifizierte Absolventen, den eigenen Weg zu finden, denn nun ist die ganze Welt zur Konkurrenz geworden. Allerdings: Wer mutig die Standorte wechselt, kann beruflich quasi einmal um die Arbeitswelt reisen und so wertvolle Erfahrungen sammeln, die ein einziger Job niemals bereitgehalten hätte.

Mit so viel Freestyle besteht doch absolut die Möglichkeit, endlich anzugehen, was man schon immer machen wollte, wenn man die Mitte des Lebens erreicht hat. Auf diesem Zenit ist es noch nicht zu spät, in was völlig Neues zu starten. Ich – und das steht fest – werde ab 65 endlich einem Gospelchor beitreten, ich werde Gärtnerin, Eistänzerin, und ich gründe eine TV-Produktionsfirma mit Talkshows und Reiseberichten aus aller Welt. Ich werde in Afrika eine Musicalakademie eröffnen. Es gibt sehr viel zu tun für mich. Ein Schloss in Schottland muss ich auch noch kaufen. Ich weiß nicht, ob das alles klappt, aber wer auf dem Mond landen will, sollte nach den Sternen greifen. Ich bin der festen Meinung, dass unser Geist durch gesellschaftliche Zwänge und Gesetze viel zu sehr limitiert wird. Manche Menschen wissen ja nicht einmal mehr, was oder wer sie gern wären … da ist es doch eine fantastische Chance, in den nächsten 40 Jahren alles rauszulassen, was immer in der eigenen Brust geschlummert hat. Wenn Sie gern quatschen, werden Sie Prediger! Wenn Sie gern häkeln, produzieren Sie Kaffeekannenüberzieher. Wenn Sie gern sammeln, gründen Sie eine Fundgrube oder ein Raritätenmuseum.

Egal ob 40, 50 oder 60: Niemand muss mehr, wie früher, über Jahrzehnte ein und denselben Job machen. Das Quereinsteigerprinzip hat nie zuvor so viele Möglichkeiten geboten wie heute. Allein das breite Weiterbildungsangebot, das es heute gibt: Von Onlinestudienkursen über Abendschulen bis Open University, es gibt keinen Grund, selbst ab 60 kein neues Studium oder Fachgebiet zu erobern. Und bevor Sie sinnlos daheim rumsitzen, gehen Sie raus und tun Sie etwas, ob Sie das Geld brauchen oder nicht. Dreimal die Woche in einer Boutique zu arbeiten ist besser, als an Regentagen zuzuschauen, wie die Tropfen die Fensterscheibe hinunterrinnen. Wenn ich Multimultimultimillionärin wäre: Ich würde erst recht in der Suppenküche der Heilsarmee arbeiten, allein schon deshalb, um nicht den Kontakt mit der Realität zu verlieren und die Proportion zu wahren. Ich würde immer unter die Menschen gehen, in Kontakt bleiben, mich engagieren. In die Welt hinauszugehen ist der Preis, den man dafür zahlt, dass man im Hier und Heute involviert ist.

Aber ich würde niemals die Opferrolle annehmen und jaulen: Hätte ich doch bloß einen anderen Berufsweg eingeschlagen. Ja, hätte ich das mal gemacht ... dann wäre ich Bundeskanzlerin oder Präsidentin der Lufthansa! Wirklich schade um mich ...

7. „Das Finanzielle regelt mein Partner."

Finanzielle Abhängigkeit von Frauen, ein ganz dunkles Kapitel. Als Alleinerziehende in vierter Generation sind wir in unserer Familie schon seit Urgroßmutters Zeiten keine Betroffenen, haben aber das Dilemma vielerorts erleben dürfen, was es bedeutet, wenn eine Frau plötzlich als Witwe zum ersten Mal eine Unterschrift bei der Bank leistet und nie zuvor einen Brief vom Finanzamt geöffnet hat.

Der Tag kommt natürlich auch für Kinder der 60er-Jahre, wenn durch Erbe, Ableben, Übertragungen Kassensturz gemacht wird. Es muss schrecklich sein, wenn eine Frau von heute auf morgen ins kalte Wasser geworfen wird. Pleite nach der Scheidung, Aussitzen einer Versorgungsehe, gefangen im Unglück, weil man sich eine Miete nicht leisten kann, Zank um Unterhaltszahlungen: Es ist erschütternd!

Egal ob man aus Romantik, aus Liebe, aus Bequemlichkeit in diese Spirale gerutscht ist, nichts hindert daran, am Kiosk das *Manager Magazin* zu kaufen und den *Harvard Business Newsletter* zu abonnieren.

Sich einfach mal umhören und orientieren, statt ein Leben lang im Dunkeln zu tappen. Wie viel kostet es, einen Monat lang das Haus zu heizen? Die Mehrzahl aller Frauen weiß so etwas gar nicht, denn das war immer die Sache von Klaus-Dieter. Der allein wusste, wo das Geld herkommt, wo es hingeht und warum. Viele Frauen, gerade aus den Jahren der Nachkriegszeit, interessiert das nicht einmal.

Ob mit oder ohne Not, nehmen Sie die Augenbinde ab, zahlen Sie halt einmal die Beratungskosten bei Steuerberater, Notar, Rechtsanwalt, und reißen Sie mit all der Zeit, die Ihnen nun zur Verfügung steht, das Ruder rum: Übernehmen Sie Verantwortung! Es gibt keine Alternative. Auch ich MUSSTE mich um mein Geld kümmern, weil es keinen anderen Weg gab.

In Partnerschaften mag das sicher anders sein, aber ich halte es für fair, dass jede Frau ein eigenes Konto hat und mit ihrem Geld machen kann, was sie will. Arbeiten beide, sollte sich die Höhe der Anteile für Benzin, Lebensmittel, Miete, Strom etc., also an den gemeinsamen Kosten, prozentual nach dem Einkommen richten. Beispiel: Sie verdient 3.000 Euro, er 5.000 Euro. Macht ein Haushaltseinkommen von 8.000 Euro. IHRE 3.000 Euro machen 37,5 Prozent von den 8.000 Euro aus. Also sollte SIE auch nur 37,5 Prozent der gemeinsamen Kosten tragen.

Vollkommen unromantisch und total dringend würde ich immer auf einem Ehevertrag bestehen. Zur Liebe gehört meiner Meinung nach auch Absicherung. Seit 2008 muss der Besserverdienende den Schwächeren nach einer Scheidung finanziell unterstützen. Aus diesem Grund müssen Topmodels, die einen armen Schauspieler geheiratet haben, diesem so lange im Monat 15.000 Euro Unterhalt zahlen, bis er wieder eine passende Rolle gefunden hat, die ihm zusagt. Falls der Ex jemals wieder aus seinen Depressionen erwacht und überhaupt arbeitsfähig ist … also Augen auf bei der Partnerwahl! In meinem Fall ist das Fazit: bloß keinen armen Mann! Das habe ich hinter mir. Ich müsste heute draufzahlen, unterstützen, ernähren, durchfüttern. Als Frau erntest du für den erfolgten Vermögensaufbau vom mittellosen Partner nicht etwa Respekt oder gar Dankbarkeit, nein, du erntest Neid! Es hat was mit Kastrationsangst zu tun. Ich bin da königliche Expertin …

Ein Ehevertrag kann übrigens auch noch während der Ehe geschlossen werden. Theoretisch. Auch mal eine hübsche Petitesse, wenn der Gesprächsstoff nach 20 Jahren Ehe ausgeht, im Bett den Entwurf rüberzureichen und zu sagen: „Schätzchen, ich hab da mal was skizziert, setz deinen Namenszug einfach unter das Kreuz, hier ist der Stift!"

Auch Unverheiratete können mit dem Partner Verträge schließen. Man kann sogar eine Übersicht aller Vermögenswerte (Immobilien, Cash, Aktien etc.) und Verbindlichkeiten (offene Rechnungen, Schulden etc.), verlangen, um zu sehen, wie die eigene aktuelle finanzielle Lage aussieht. Darauf hat eine Frau rechtlich Anspruch!

Das sind doch wundervolle Resultate der Frauenbewegung: Endlich dürfen wir den Partner zur Rechenschaft ziehen und haben Anspruch auf eine klare Antwort: „Darling, wie reich bin ich eigentlich? Ich meine, wie reich, wenn ich mich trenne?" Na bitte, ich wusste schon immer, wie man in einer Partnerschaft die Langeweile verscheucht … Und bei den klaren Antworten, da gibt es die größten Überraschungen, von Kuckuckskindern, denen alles vermacht wurde, über Erbtanten und Immobilienbesitz auf Mallorca, der hochverschuldet und absolut unverkäuflich ist.

Noch ein Tipp, für den es nie zu spät ist: investieren. Ich zum Beispiel investiere Geld und Zeit in mich. In meine Bildung, in Nebenprojekte, in Netzwerke, in meine Haare, Fingernägel, Kleiderschränke, Schuhe, Handtaschen … und ich beschäftige mich mit Aktien und schaue gern zu, wie Geld sich absolut unanständig vermehrt. Es macht mich und alle Frauen dieser Welt unabhängig. Es ist auch lohnend, Geld weiterzugeben. Sparen ist wirklich nicht immer unbedingt sinnvoll. Ich halte eigentlich gar nichts vom Sparen. Geld wurde gemacht, um den Besitzer zu wechseln.

Wir Frauen müssen mehr über Geld reden, uns vernetzen und voneinander lernen, wie man sich seinen Notgroschen beiseiteschaufelt. So sieht's aus!

8. „Den Richtigen finde ich eh nicht mehr."

Leute, eine Beziehung an sich ist noch nichts Wertvolles – schließlich gibt es nicht gerade wenige Partnerschaften, die für viel Kummer und Elend sorgen –, daher ist eine Beziehung um jeden Preis kein hilfreicher Gedanke. Paare, die im Unglück aneinandergeschmiedet sind und dennoch verheiratet bleiben, tauchen in keiner Statistik der Welt auf. Prozentual werden über 30 Prozent aller Ehen geschieden, und nicht jede Partnerschaft mündet in eine Ehe, wird somit gar nicht dokumentiert. Die Dauer einer Ehe sagt nun wahrlich nichts über deren Qualität aus.

Ich kenne ein nobles Ehepaar, welches die Goldene Hochzeit hinter sich, aber über Jahrzehnte weder gesprochen noch Kontakt hatte. Die Frau vegetierte ein Jahrzehnt in einer psychosozialen Einrichtung, und keiner hat sich je um den anderen gekümmert. Trotzdem war Scheidung kein Thema und nun liegen beide gemeinsam im Grab. Unglaubliches spielt sich hinter dicken Mauern ab, und unstrittig ist, dass knapp über 20 Prozent aller kriminellen Delikte im Familienkreis verübt werden. Natürlich gratuliere ich von Herzen jeder glücklichen Familie, jeder gelungenen Verbindung, die Zeugnis davon ablegt, dass großes Glück und vollendete Liebe durchaus möglich sind. Wie wundervoll, wenn beide Partner zusammen Nutella aus dem Glas löffeln, im Kuschellook Serien Marathon schauen, nach Hause kommen dürfen, wann und mit wem sie wollen, sich ohne schlechtes Gewissen gehen lassen, Musik hören, so laut sie wollen, ohne Hemmungen mit anderen flirten dürfen. Beziehungen, in denen man nicht Socken sortieren, endlos Gläser abräumen, Aschenbecher ausleeren und das Handy kontrollieren muss, sind schön. Aber versierte Fremdgänger haben ja heute mehrere Handys und speichern eine Geliebte unter der Kennung „Balkan-Grill" ab.

Für alle anderen gilt, dass immerhin ein Drittel der Bevölkerung solo unterwegs und damit verdammt glücklich ist. Wie ich!

Wenn es denn also unbedingt sein muss, dass ein neuer Mann aufgetan werden muss, sind selbst für Senioren Plattformen installiert, auf denen tüchtig nach Filtern eingegrenzt werden kann. Suchmaschinen haben keine Moral, probieren Sie es doch mal. Geben Sie Ihren Fantasy-Mann ein, und es werden sich 1.000 Optionen auftun. Was Ihnen nicht zusagt, wird nach links gewischt. Wenn Sie jemanden mögen und ihn liken, heißt das noch lange nicht, dass Sie jemals eine Antwort bekommen. Oder dass dieses Profil wirklich real ist und sich dahinter ein echter Mensch verbirgt.

Vielleicht landen Sie einen Glückstreffer, und ein Partner, bei dem es funkt, zappelt an Ihrer Angel. Ich plädiere ja im mittleren Alter für Verbindungen aus derselben Generation: So wie bei mir das Bindegewebe nachlässt, so schwindet beim Mann die Sehkraft. Wenn also ein Mannsbild nach Ihrem Geschmack versehentlich auf Ihrem Rasen landet, na dann aber hallo, holen Sie schnell das große Schmetterlingsnetz und jagen Sie ihm hinterher. Mit Altlasten ist auf jeden Fall zu rechnen, mit Kindern, denen man nicht willkommen ist, sowieso – aber das Wunder der Liebe und der Zauber eines Neubeginns vermögen ein reifes Paar über alle Hürden hinwegzutragen.

Man könnte auch subtil vorgehen und vielleicht eher dort Kontakte suchen, wo man mit Senioren, Witwern, rüstigen Damen und Herren soliden Alters rechnen kann: auf Bädertour in Bad Ems, Bad Orb, Bad Elster, Bad Liebenau, Bad Pyrmont, Baden-Baden, dort, wo seit jeher die Kurschatten auf Freiersfüßen sind und lustige Witwen rot onduliert das Nerzjäckchen spazieren tragen. Ich find's zauberhaft, denn Charme ist ein Wesenszug, der niemals altert.

In gehobenen Wellnessoasen, wo man mit Sanatorium, Abnehm- und Detoxritualen sehr, sehr viel Zeit totzuschlagen hat, weil es für teuer Geld ja nichts zu essen gibt, findet auch eine regelrechte Partnerbörse statt. Alle rennen ungeschminkt im Bademantel rum, da sieht man gleich, was einen frühmorgens beim Aufwachen erwartet. Ich würde Traben-Trarbach und Bad Brückenau empfehlen, das sind bessere Undercover-Entzugskliniken, und wo sich Alkoholiker tummeln, trifft man mit großer Wahrscheinlichkeit auf Männer, die das gute Leben und Sinnenfreuden lieben. Ein Asket mit spartanischem Lebenswandel wird wohl dort kaum landen, eher ein Herr, der es ein bisschen übertrieben hat.

Zu den richtigen Zeiten mit dem Hund um die Alster in Hamburg oder durch den Herzogpark in München zu spazieren kann auch Wunder bewirken. Wirtshäuser sind sowie ein wunderbarer Ort, um Bekanntschaften zu schließen, dort trifft man auf Menschen, die den barocken Lebenswandel pflegen und Geselligkeit dem Alleinsein vorziehen.

Ob Tanzkurs, Bildungsreise, Safari oder Kreuzfahrt, ob Motorradtreff oder Fußballstadion, ob Oldtimerfestivals, Bayreuth oder Salzburg, Männer sind überall, wo nicht der Mädelsabend und Shoppen im Vordergrund stehen. Innungen, Karnevalsvereine, Messen, Kongresse, Hotellobbys, Flughafen-Lounges, Sportclubs, im ICE, überall können Sie auf die Pirsch gehen, falls Ihnen Onlinedating nicht geheuer ist.

Ich gebe zu, dass viele glückliche Verbindungen in meinem Umfeld online zustande kamen – noch mehr überwiegen allerdings die Enttäuschungen. Ich bin für diese Dinge nicht gemacht. Eine Freundin musste online zehn Jahre cruisen, bis mal was hängen blieb.

Mein Männertypus ist ganz einfach zu beschreiben: Ich suche einen Mann, der alles besitzt, was man sich nur erträumen kann, und mir gern alles vermachen möchte. Das wäre eine stabile Grundlage für eine glückliche Zukunft. Die Fitness kommt eher an letzter Stelle. Hauptsache, mein Partner ist noch so fit, dass er mit der Hand bis an sein Portemonnaie kommt. Solche Männer sind schwer zu finden! Wenn Sie was hören, bitte empfehlen Sie mich weiter!

9. „Ich bin zu alt für Sport."

Erstaunlich, was sich in der Mitte des Lebens sportlich alles tut: Eine Bewegung wurde losgetreten, ein Erdrutsch, denn Millionen von Menschen jenseits der 40 schauen offenbar in den Spiegel und beschließen, dass etwas passieren muss! Die Babyboomer machen ihre eigene Bestandsaufnahme.

Eine Gesundheitswarnung des Arztes liefert vielleicht das ausschlaggebende Argument. Oder mag es gar eine Scheidung oder eine Trennung sein, die den richtigen Anstoß gibt? Fest steht, dass bei den über 55-Jährigen in den letzten zehn Jahren ein Zuwachs von 97 Prozent zu verzeichnen war. Was auch immer der Grund ist, Gyms, Sportclubs, Laufgemeinschaften sind überfüllt mit Teilnehmern im sechsten Lebensjahrzehnt. Und nicht etwa, dass dies ehemalige Athleten sind, nein, die Ü-50-Community hat endlich die Zeit gefunden, mehr für sich zu tun, als dies in jungen Jahren möglich war, und kann sich den Luxus erlauben, den Sport regelmäßig zu betreiben.

Drei- bis viermal pro Woche auf der Tretmühle, dem Crosstrainer oder dem Laufband, wer das durchzieht, wird aller Wahrscheinlichkeit nach nicht das junge Gemüse sein, sondern es ist die Kundschaft 55 plus. Denn Training ist die Superdrug, die ein gesünderes, längeres Leben in den nächsten 40 Jahren ermöglicht. Diszipliniertes Training reduziert das Risiko von Herzerkrankungen, Muskelverschleiß, Rückenproblemen und Alzheimer.

Die Mehrzahl aller Triathlon-Teilnehmer ist über 40. Ich schätze mal, sie laufen allesamt der Fettsucht und dem Alter davon. Gesundheitsprophylaxe in Kombination mit Eitelkeit ist doch der Grund schlechthin, die Energie aufzubringen, das Leben noch mal umzukrempeln. Mit 50, 60, 70 ist es wirklich nicht zu spät! Und hier geht es nicht nur um Gewichtsreduktion oder den Wunsch, auf Fotos besser auszusehen, nein, es geht um ein komplettes Upgrade im Lifestyle: Das persönlich geschnürte Gesamtpaket von neuer Hormonbalance, Ernährungswissenschaft, Schlaftherapie und physischer Fitness kann nur Gutes bewirken. Beweglichkeit, körperliche Elastizität, emotionale Fitness sind Schlüsselfaktoren, die das Leben verlängern, den Geist neu speisen und den Herz-Kreislauf-Motor ölen. Der Effekt ist phänomenal und stellt an Wohlbefinden und Euphorie alles in den Schatten, was irgendwelche Partypillen versprechen.

Man ist nie zu alt zum Rudern, Pingpongspielen, Wandern, Schwimmen, Tauchen, für Eislauf, Gesellschaftstanz, Tango, Pilates, Langlauf! Buntes Vereinsleben kommt gratis manchmal noch obendrauf. Was will man mehr?

Die Alterskarte auszuspielen ist eine ganz miese Entschuldigung: Sie ahnen nicht, was Sie alles verpassen, wenn Sie nur auf der faulen Haut liegen. Wer sagt, er sei zu alt für Sport, wird umso schneller altern, weil er seinen Organismus aufgibt, statt ihn mit Antriebsstoffen zu versorgen.

Ich für meinen Teil mache jeden Tag Spagat – und zwar in alle drei Richtungen. Es zwickt und zwackt, aber nur am Anfang. Nach fünf Minuten Dehnung sind die Sehnen und Bänder weich und elastisch; genauso wie damals, als ich 18 war. Mein Körper erinnert sich daran, und er fühlt sich dann auch wie damals: elastisch federnd, voller Grazie und Anmut – und genau das lässt mich tief durchatmen. Solange ich die Beine breitmachen kann, wird sich mein Skelett dem Alter nicht beugen. Und wartet erst ab, wenn ich bald richtig Zeit für mich und meinen Sport habe: Ich sehe mich schon im Sulky breitbeinig über die Trabrennbahn donnern! Das ist auch ein Sport, in dem die Gleichberechtigung noch nicht angekommen ist. Ich werde dafür kämpfen! Die Presse liebt schon jetzt meine Bilder, wenn ich kreischend und wie auf dem gynäkologischen Stuhl aufgebockt ins Ziel einfahre!

Was allerdings das ultimative Rezept ist, um ganz fix in die Gänge zu kommen, ist natürlich ein sehr gut aussehender Personal Trainer. Alte Leute, die von innen heraus strahlen, sehen zehn bis 20 Jahre jünger aus. Vielleicht liegt das ja auch am Kaffeetrinken mit dem Personal Trainer?

Man sollte wirklich auf sich achten und fit bleiben. Meine Großmutter hat an ihrem 60. Geburtstag begonnen, jeden Tag zehn Kilometer zu laufen. Jetzt ist sie 97, und kein Mensch weiß, wo sie verdammt noch mal ist.

10. „Meine sexy Jahre sind vorbei."

Kann sein! Na dann erst mal Tasche packen und #selfcare-Urlaub in der Karibik! Sex und Lust sind Teil des Lebens – aber eben alles zu seiner Zeit und nicht permanent in einem Rhythmus, als wäre eine eheliche Pflicht zu absolvieren. Ich glaube, nichts ist heute leichter zu bekommen als Sex. Und es muss grausam sein, wenn dieser dann nicht mehr in der Ehe stattfindet. Dann beginnen Partner zu streunen wie wilde Hunde. Plattformen, Foren, Tinder, Grinder, Hobbyswingerclubs, alles ist ja extra darauf ausgerichtet, am Lustgewinn teilzuhaben und Sorge dafür zu tragen, dass die Prostata in Bewegung bleibt. Und die Mutti geschmeidig im Schritt.

Was für eine Erlösung von all den Jahrzehnten voller Hektik, dem verordneten Pensum an Sex, Drugs and Rock 'n' Roll. Man wagt es ja kaum laut zu sagen, dass es jede Menge Alternativen zur körperlichen Befriedigung gibt. Zwar steht das körperliche Empfinden im Mittelpunkt, aber in sublimierter Form. Nun ja, wem das nicht vergönnt ist, der sollte neue Sphären der Erlösung suchen. Und dieser Wandel hat sehr viel mit unserem natürlichen Hormonabbau in den Wechseljahren zu tun. Also auf zu neuen Ufern. In der Mitte des Lebens heißt es, eine neue Frequenz zu finden und den Thermostat anzupassen.

Natur statt Netflix! Handy weg und generelles Abschalten. Es ist ein magisches Rezept für jene, die sich neu erspüren und der Welt aus einer neuen Perspektive begegnen wollen. Eine bessere Auszeit für Körper und Geist als einen Urlaub in einer Oase der Ruhe gibt es kaum. Dafür ist ein Yoga-Retreat bestens geeignet. Beim Yoga regeneriert sich das Bindegewebe, werden die Muskeln durchblutet, entspannen sich die Bänder in lang anhaltendem Flow. Dabei fokussiert man sich insbesondere auf das Bindegewebe in den Hüften, im unteren Rücken- und Beckenbereich, in der Wirbelsäule und in den Schulterblättern. Durch bewusstes Atmen erlangt man neue Stärke, Flexibilität und kräftigt die Verbindung zum eigenen Ich.

Oder wie wäre es mit einem Urlaub, der Körper und Seele erfrischt, Spiritualität ins Zentrum rückt und dazu noch Ayurveda als Kur verordnet? Massage, Meditation und Yoga garantieren eine Reise zu uns selbst, bringen uns in Kontakt mit unserem Innersten und stellen die verlorene Balance wieder her. Eine Auszeit vom Alltag schafft Distanz zu den Dingen und stellt den Schalter auf null. An traumhaften weißen Sandstränden zum Entspannen, Sonnenbaden und Schnorcheln die Seele baumeln zu lassen, sich an kristallklarem Wasser zu laben, atemberaubende Sonnenuntergänge und sternklare Nächte zu erleben, das ist der Weg zu innerer Entschleunigung. Eine solche Reise allein oder mit der besten Freundin zu machen wird ein Jungbrunnen sein. Die Krankenkassen sollten es ab 65 verschreiben, die Konzerne den Mitarbeitern anstelle einer Packung Aachener Printen schenken, denn im Ergebnis ist eine solche Erfahrung sehr heilsam.

Die Kunst ist natürlich, nach der Heimkehr im Alltag diesen Status der Achtsamkeit beizubehalten. Durch eine Routine, die man in die täglichen Abläufe integrieren sollte, übt man sich darin, gut zu sich selbst zu sein, und zwar auch außerhalb des Ashrams auf Bali! Die Dinger sind ja auch irgendwie so was wie Disneyland!

Ein gepflegtes Heim, ein luxuriöses Schaumbad, Gesichtsmasken in allen Varianten, Körper-Peelings für samtweiche Haut, Pflegerituale wie Epilation, Massagen, DIY-Pediküre, dies alles bei Kerzenschein und dem Lieblingssoundtrack, bringt das SPA ins eigene Heim.

Und nun zum Wesentlichsten: Wer so in Harmonie in sich selbst ruht, auf den kommt die Liebe ganz automatisch zu. Und sie erscheint in vielen Formen: Umgeben Sie sich mit jungen Leuten, mit den Freunden Ihrer Kinder, mit Cousins und Cousinen, mit Menschen, die eine positive Aura in Ihr Heim tragen, und es wird Ihnen sofort besser gehen. Denn, meine Lieben, das Paradies, das schlummert in unserer eigenen Brust.

Und apropos Sex. Seien wir ehrlich: Sex ab 90 ist wie Billardspielen mit einem erschlafften Queue. Ich glaube, in dem Alter ist es für Kerle schon ein Kick, erfolgreich einen Zigarillo in das Loch der Zigarettenspitze zu stecken. Alte Männer im Verkehr sind schon sexuell befriedigt, nur weil es ihnen gelungen ist, sich in eine enge Parklücke zu zwängen.

Ich bin jetzt in dem Alter, in dem ich eine wilde Liebesnacht mit Denzel Washington gegen einen positiven Bericht meines Osteoporose-Status eintauschen würde. Und je älter ich werde, desto weniger Interesse finde ich daran, wer mit wem in die Kiste steigt. Wenn ich im Alter die Wahl habe zwischen Reichtum und Sex-Appeal, dann nehme ich den Reichtum. Denn das Geld wird am Ende mein Sex-Appeal sein.

MODE

HILFE, ICH HAB NIX ANZUZIEHEN

„Und wenn sie nicht gestorben sind, dann leben sie noch heute …“ Ja, wir leben noch! Die Frage ist, was kommt NACH dem schönsten Tag des Lebens? Wie geht das Leben nach 50 überhaupt weiter? Manch einer hatte eine Zukunft nach 50 ja nie auf der Agenda und für die 50 Jahre, die jetzt noch kommen, einfach keinen Plan. Auf ein Leben nach dem Happy End haben uns die Märchenbücher nie wirklich vorbereitet.

Womit punkte ich in der besten Lebenshälfte? Die Antwort lautet: mit Substanz. Und die besteht aus Intelligenz, Neugier, Fitness, Unabhängigkeit und Gesundheit.

Geistige Fitness zeigt sich ganz eindeutig auch in dem, was man trägt. Mode, Kleidung sind verräterisch, denn sie spiegeln unsere persönlichen Entscheidungen und Kriterien wider. Das wundersame nonverbale Kommunikationsmittel Mode verrät mehr über uns als Social Media und artificial Intelligence jemals erreichen können. Die Mode schenkt uns die Möglichkeit, uns selbst zuzuordnen und auszudrücken, zu zeigen, wer wir sind, woher wir kommen und wer wir sein wollen. Gruppenzugehörigkeit, Qualitätsbewusstsein, Kreativität, Background, dies alles sind Signale, die wir mit unserem Federkleid aussenden. Wenn dann noch die Geruchsnote stimmt, ist die Aussage über uns eigentlich perfekt, bevor auch nur ein Wort über unsere Lippen gekommen ist. Warum hier etwas verschenken?

Dank einer Vielzahl an unterstützenden Maßnahmen, wie Trainingsmethoden, Sport, Botox, Extensions, Ernährungswissenschaft, Dermatologie für Fortgeschrittene, Freizeit, Informationen, Wissenschaft und dem Chirurgen unseres Vertrauens, sind wir durchaus in der Lage, der Natur ein Schnippchen zu schlagen: Denn selbst wenn eine Frau nach der Menopause keine Kinder mehr gebären kann, kann sie durchaus noch den Eindruck erwecken, als würde sie kurz vorm nächsten Eisprung stehen.

Die Camouflage ist perfekt: Wir überlisten einfach die Natur. Und das ist wahrlich ein Magnet für Männer! Liefern wir doch das prunkvoll geschnürte Gesamtpaket! Eine üppige Sonderausstattung ohne Aufpreis! Hochgetuntes Chassis, tiefer gelegtes Fahrwerk sowie rundum geländetauglich. Und natürlich: frisch lackiert!

Wir Frauen wissen uns in der zweiten Lebenshälfte auch abseits befestigter Fahrbahnen auf unebenen und wenig griffigen Böden fortzubewegen sowie Hindernisse, etwa Steigungen oder aber vereiste Fahrbahnen, zu überwinden. Unsere teuren Schuhe sind quasi so etwas wie unsere Allwetterreifen. Wäre ich ein Fahrzeug, dann auf keinen Fall ein Mähdrescher oder Traktor. Nein, ich bin ein Maserati-Jahreswagen zu absoluten Topkonditionen. Aufgrund meines Zustands und Instandhaltungsgrads sehe ich mich als eines der begehrtesten Modelle auf dem Markt.

Ganz wichtig: Ich gebe Garantie für meine Funktionstüchtigkeit! Das wiederum macht mich zum Schnäppchen. Dynamische Tests meiner geistigen Fitness garantieren höchsten Sicherheitsstandard, einschließlich getunter Airbags, und bilden eine harmonische Einheit mit der rostfreien Aufhängung meines Fahrgestells. Ich stelle eine lebenslange Garantie ohne Aufpreis für den exklusiven Unterboden aus. Nicht nur die äußere Karosserie ist frei von Lackschäden, auch Innenraum und Verkleidung entsprechen vorprogrammierten Instandhaltungsansprüchen. Somit kann mir kurz vor der Rente und nach wechselvollen Jahren eine exzellente Schadenshistorie bescheinigt werden. Das zieht junge Kerle natürlich an wie das Licht die Motten.

Doch um mich am Markt zu präsentieren, steht an erster Stelle die Verkleidung. Besser: „Was um Himmels willen ziehe ich bloß an?" Bin ich für den Minirock gar zu alt?

Traditionell betrachtet, verschwinden Frauen jenseits der 50 auf wundersame Weise von der Landkarte. Sie verschmelzen in einem Meer diffuser Nuancen von „50 Shades of Beige" mit all den anderen Kameradinnen des Klassentreffens. Kurze, mausgraue Haare, eher trauriges, trittfestes Schuhwerk, zweckmäßige Kleidung, die möglichst viel Haut bedeckt und locker und bequem die ganze Figur kaschiert. So was wie Taille kannste vergessen. Dekolleté, nackte Oberarme, enges Top … darf man jenseits der 50 so noch unter die Leute gehen?

Während all die Unerleuchteten darüber debattieren, ob man mit 60 die Erlaubnis hat, überhaupt jemals noch einen Minirock zu tragen, findet auf den roten Teppichen eine Revolution statt: Da nimmt Jane Fonda ihren *Emmy* im bodenlangen Brandon-Maxwell-Abendkleid mit Rückenausschnitt bis zum Poansatz entgegen und ziert diesen mit einem langen und blonden Ariana-Grande-Style-Pferdeschwanz. Die Tatsache, dass eine knapp 80-Jährige öffentlich in einem Outfit auftritt, das einer 20-Jährigen entspricht, ist durchaus als Zeichen einer stillen Rebellion zu verstehen. Was würde Jane Fonda wohl nächstes Jahr tragen? Obacht: Mit 80 kam sie zurück als weiße Säule in einer perfekten Balmain-Korsage mit Schulterpolstern aus den 80ern. Rita Moreno, knapp vor 90, setzte noch eins drauf: Sie erschien im selben hautengen schwarz-goldenen Abendkleid, welches sie bereits vor 56 Jahren getragen hatte, als sie ihren *Oscar* entgegennahm.

Das ist es, was Mode heute vermag: eine politische Botschaft zu senden, die Zeitlosigkeit und Alter neu definiert. Die Macht als Frau

„eines gewissen Alters", durch modische Aussagen die Regeln zu brechen, wenn es darum geht, die Bedeutung von „altersgemäße Kleidung" zu interpretieren. Und das passiert nicht nur auf dem roten Teppich. Frauen über 50 sehen nicht nur jünger aus, als es ihre Großmütter je taten, nein, sie fühlen sich auch anders. Und über 60 zu sein, bedeutet nicht, sich dem Rentenalter zu nähern, sondern sich neu zu erfinden und eine andere Art der Attraktivität zu entwickeln. Möglichkeiten wahrzunehmen, die man übersehen hatte, weil zu viel Last, Verantwortung, Arbeit, Verpflichtung im Weg standen.

Vielleicht kenne ich deshalb niemanden, der sich „altersgemäß" kleidet. Und ich rate auch davon ab! Tragen Sie Miniröcke und Bikinis. Zeigen Sie Dekolleté und Oberarme. Denn was ihr versteckt und verhüllt, ist dem Verfall preisgegeben und muss im Dunkeln vor sich hin schrumpeln. Solange ich den Bikini trage, muss ich mich vorm Spiegel gewissenhaft prüfen. Ich stelle mich als Allround-Problemzone dem eigenen Spiegelbild. Das bedeutet: Ich habe mich nicht aufgegeben, bin noch am Ball! Okay, der Pareo wird mir am Strand zum Lebensretter, und ein großer Schlapphut wirkt Wunder. Wenn man nicht mit der Lupe guckt, kann ich mich an jede Reling stellen und bin immer noch als Gallionsfigur tauglich.

Klar sahen die Oberarme früher anders aus, aber mit kleinen Hanteln und Pilates-Stretchbändern lässt sich vieles auf die lange Bank schieben. Man muss den Muttispeck ja nicht unbedingt frei im Wind baumeln lassen. Puffärmel tun's ja auch. Investieren Sie in Kaschmirpashminas. Legen Sie einfach eine Decke drüber. Setzen Sie eine große Sonnenbrille auf. Knabbern Sie am Croissant, und schon sind Sie in der Schaufensterscheibe Holly Golightly!

Dicker Hintern? Tragen Sie Saronghosen! Befreit von Scheidung, Ehepartnern, den Zeiten der Mutterschaft und Überarbeitung, experimentieren Sie doch einfach mit einem Hippie-Style-Look, den Sie vielleicht in den 70ern verpasst habt. Weil er nicht „officetauglich“ war. Weil er als zu „politisch-experimentell“ galt. Rastazöpfe, Bo-Derek-Beads, bunte Haarteile zum Anklipsen, Haarverstärkung, falsche Zöpfe, Extensions von schwedischen Jungfrauen … alles auf dem Markt!

Heutzutage sollten es die „Frauen eines gewissen Alters“ sein, welche die größten Risiken wagen. Die Youngsters sind ja praktisch alle splitternackt im Netz unterwegs.

Neulich besuchte ich einen verzauberten Verkäufer bei Gucci in Berlin. Dort war im Schaufenster eine florale Bomberjacke mit gestickten Löwenhäuptern ausgestellt, und ich fragte: „So was sieht super aus, aber wer soll denn das tragen?“ Wollen Sie die Antwort hören? „Junge Russinnen und alte Damen!“

In einer schmal geschnittenen Jogginghose mit streckender Seitenbordüre von Zara erspart Ihnen der Look garantiert das Lifting beim Schönheitschirurgen. Denn dieser Look ist jung. Dieselbe Frau im braunen Trägerrock mit Dutt wird automatisch zur Oma.

Ich sehe in London, Paris, New York 60-Jährige in hellblauen Leggins und passenden Ton-in-Ton-Platform-Sneakers, von Kopf bis Fuß in schwarzem Leder oder in neonfarbenen Tracksuits. Dies ist nicht nur ein Look, das ist ein Statement.

Weltweit findet man 60-Jährige mit rosa Haaren bis auf den Rücken, allen voran die 79-jährige Modeikone Vivienne Westwood. Sie ist es, die Punk und New Wave in die Mitte der Gesellschaft gebracht hat, Stylistin der Sex Pistols, geboren zwei Jahre nach Ausbruch des Zweiten Weltkriegs. Bis zu ihrem 30. Lebensjahr hat das Mädchen aus der englischen Arbeiterklasse als Grundschullehrerin gearbeitet. Wer hätte gedacht, dass ausgerechnet sie in den 70er-Jahren zur

Architektin und Erfinderin des Punk würde? Wenn Mode politisch sein kann, dann mit Vivienne Westwood. Carrie Bradshaw aus *Sex and the City* hat ihren Mr Big in Vivienne Westwood geheiratet und ist damit unsterblich geworden.

„I am not a terrorist, please don‘t arrest me“ stand in Glitzerbuchstaben auf dem T-Shirt, mit dem Mrs Westwood mit 65 Jahren eine Kampagne gegen die von der Regierung vorgeschlagenen Antiterrorgesetze anführte. Ja, sie war das Einhorn des Punk, und sie spendet gern mal eben über eine Million britische Pfund, wenn es um den Erhalt der tropischen Regenwälder geht. Als Künstlerin und Designikone der Postmoderne heiratete Westwood im Alter von 51 ihren ehemaligen Modestudenten, den Österreicher Andreas Kronthaler aus dem Zillertal – 25 Jahre jünger. Heute ist der Modedesigner aus Tirol der Creative Director der „Queen of Punk“. Die Rollen sind klar verteilt.

Nicht, dass dies ein Aufruf sein soll, es den kreativen Abenteurern gleichzutun, nein, aber es ist ein Indikator dafür, was alles möglich sein kann, wenn man es nur zulässt. Wir denken viel zu sehr in Stereotypen, die uns Sicherheit vorgaukeln, mentale Grenzen zementieren und unser Potenzial einschränken. Die Auswirkungen auf unsere Entwicklung sind beileibe nicht positiv. Einfach ist es sicher nicht, sich von den Stereotypen zu befreien, die uns übergestülpt wurden. Es geht aber auch völlig anders, als es uns eingeimpft wurde. Unser Leben wird immer nur so reich sein, wie wir es zulassen. Die Welt, das sind wir. Und unser Geist folgt uns überallhin – genau wie unsere Stimme. Ich will wirklich niemanden bekehren, aber ich beobachte, dass sehr viele Menschen einfach nur deshalb verstummt sind, weil die Gesellschaft genau das einfordert. Die Gelegenheit, sich auf all das zu besinnen und neue Potenziale zu entwickeln, DAS ist doch die große Chance, die sich dem Best Ager bietet.

Kürzlich fand ich mich in einem Schuhladen wieder und haderte mit mir, ob ich dieses Paar Neopren-Gummistiefel in Pink mit kleinen Blümchen kaufen sollte. Die Dinger sahen heiß aus und waren gut geschnitten. Vor 20 Jahren hätte ich gar nicht darüber nachgedacht. Aber heute? Der Spießer in mir flüsterte, dass dies nur etwas für Teenager sei. Definitiv nichts für Ladys eines gewissen Alters. Ich dachte mir, jeder würde erst mal auf die Stiefel schauen, und wenn der Blick nach oben wanderte, würden sie erschrocken eine 60-jährige Frau sehen. Und dann dachte ich an Jane Fonda. Und an all die anderen Ikonen, meine begleitenden Engel, denen ich aus vollster Überzeugung nacheifere.

Janes Mission ist es, modisch die Regeln zu brechen. Indem sie den Mut bewies, nicht übersehen zu werden, und sich weigert, im Meer der Farblosigkeit zu verschmelzen. Klare Sache, ich kaufte die Stiefel. Und sie versüßen mir seitdem jeden Sauwettertag. Nicht nur das: Ich heimse Komplimente dafür ein und zaubere ein Strahlen in trübsinnige Gesichter.

DESSOUS FÜR SIE UND IHN

Mein letzter Einkauf durchsichtiger Negligés liegt so lang zurück, dass ich mich gar nicht mehr daran erinnern kann. Ich weiß nur, dass die Rechnung horrend war, man hätte ebenso gut ein Abendkleid dafür bekommen können. Es handelte sich vom Material her am Ende um zwei Handvoll Seide, bestehend aus diversen Strings, Tangas und Push-up-BHs. Eigentlich nur Bindfäden mit Stoffdreiecken dazwischen.

Heute allerdings hängen derlei Schikanen in den Billigketten der Fußgängerzonen für drei bis sieben Euro, zwar nicht aus reiner Seide und Brüsseler Spitze, sondern aus Perlon, Nylon oder Lycra. Alternativ aus recycelten Müllsäcken oder Textilabfall, der unter dem Namen FLEECE angeboten wird. Das Geheimnis wertiger Unterwäsche ist, dass man sich darin ganz anders bewegt als in einem Schlüpfer, auf dessen Etikett steht: „Ich war mal ein Schlafsack." Noble Dessous riechen auch nicht, sie stechen nicht (was bei harten Nylonfäden durchaus passiert), man muss keine Trageanleitung vom Umfang des BGB herausschneiden, und vor allem bleiben sie an Ort und Stelle. Es ist wirklich nicht schön, wenn der String verrutscht und die Lippen spaltet oder gar ein Schamhaar einklemmt, sodass man zur Bushaltestelle humpelt, weil es sonst im Schritt zwickt.

Schachteln mit großer Schleife und einem verführerischen, durchsichtigen Negligé bekomme ich zum Geburtstag schon lange nicht mehr. Wahrscheinlich weil jeder weiß, dass mein Partner eh nicht mehr durch sie hindurchschauen kann. Heute liegen unterm Weihnachtsbaum ein Gutschein für wärmende Angoraunterwäsche und ein Paar Kaschmirsocken.

Jede Frau hadert mit sich, ab wann man sich für die praktische und schlichte Ware entscheidet oder ob man es noch mal wissen will und im Dessous-Fachgeschäft nach den verführerischen Spitzensets fragt. Ich persönlich komme damit gar nicht klar, dass in diesen intimen Angelegenheiten eine mir völlig unbekannte Fachkraft Maß nimmt und mich aufklärt, wohin ich meine Speckpolster schieben soll, damit der BH sitzt. Oder mir am Ende gar noch eine Enthaarungscreme andrehen will.

Es ist wahrlich eine Wissenschaft für sich, den Muttispeck vom hinteren, unteren Rücken vornübergebeugt nach vorn in den „Cup“ zu wuchten, das Körbchen zurechtzurücken, um das Kunstwerk dann den Leuten als Dekolleté zu verkaufen. Was bei der Werbung nicht bedacht wird, ist nämlich, dass man sich in Unterwäsche bewegt, bückt, reckt, streckt, Kinder auf den Arm nimmt, ins Auto einsteigt etc., wobei sie natürlich verrutscht. Bewegung sollte man also besser unterlassen, damit man attraktiv wie ein Wäschemodell posierend die Teilchen präsentiert. Nicht selten sitzen BHs und Korsagen so eng, dass man nach deren Entledigung an den Rippen von roten Streifen gebrandmarkt und mit Striemen gezeichnet ist. Muss das denn alles sein? Was sollen wir drunter anziehen, wenn wir nicht mehr Größe 34 tragen und frisch operierte Brüste haben?

Um also ungestört und ganz individuell kesse Wäscheteilchen durchzuprobieren, bevorzuge ich dann doch die anonymen Kaufhäuser, wo man die Katastrophe des Wäschekaufs mit sich und seinem Spiegelbild alleine ausmachen kann. Ja, es erfordert starke Nerven, sich in einem schlecht ausgeleuchteten Spiegelkabinett unter grauem Neonmischlicht in dieser eineinhalb Quadratmeter großen Zelle des Grauens, welche sich UMKLEIDEKABINE nennt, mit den nackten Tatsachen konfrontiert zu sehen. Man sollte den Geschäften wirklich raten, für Frauen über 30 Seniorenkabinen einzurichten: mit 25-Watt-Birnen oder Kerzenlicht. Auch zwei bis drei Gläser Wein auf Kosten der Abteilung wären hilfreich. Außerdem sollte eine Fachkraft vom sozialpsychiatrischen Krisendienst dabeisitzen.

Klinge ich vielleicht bitter? Okay, ich bin bitter. Hören Sie auf mit Ihrem Argument: „Aber du siehst doch noch sooo gut aus!" Gewicht ist eine Sache, Haut die andere. Ich glaube, das erste Mal, wenn man sich die Haare in Unterwäsche vorm Spiegel kämmt und erlebt, wie die Oberarme unkontrolliert gegen die Bewegungsrichtung schlabbern, ist der Prozess nicht mehr aufzuhalten.

So pellte ich mich also aus dem Wintermantel, den Stiefeln, entledigte mich meiner Baumwollunterwäsche und meines muckeligen T-Shirts, um einen Korb mit entzückenden Dessous abzustellen, von denen ich glaubte, dass sie mir kurz vor der Rente noch schmeicheln könnten. Allein mit mir und meinem Spiegelbild, isoliert von der Außenwelt, fand ich mich in einem lila Zweiteiler wieder, der auf dem Bügel an und für sich noch recht solide aussah. Stretchspitze, unterlegter Bügel-BH, mit Taillenslip und Short-Hot-Pants-Kombi. Es sollte ein Einkauf nach dem Motto „Trage deinen Traum" werden, doch in dem Moment, als die Stoffteilchen dreidimensional ausgefüllt waren, ereilte mich der Schock meines Lebens. Ich hielt inne. Horchte in mich hinein. Ließ die Reflexion im Spiegel auf mich wirken und vernahm eine innere Stimme, die zu mir sprach: „Spieglein, Spieglein an der Wand, woher kommt das Raffrollo, das ich unter deinem Arsche fand?" Als ich mich schnell bückte, um einen anderen der Minitangas vom Boden aufzuheben, die in kleine Kleiderbügel verhakelt auf dem Boden in einem Haufen vor mir lagen, erwischte mich schon wieder mein rückwärtiges Spiegelbild, und ich stellte beim Blick in den Rückspiegel fest, dass man Haarwuchs an

Körperteilen haben kann, die in keinem einzigen Biologiebuch der Welt verzeichnet sind.

In dem Moment riss eine Verrichtungsgehilfin den Vorhang der Kabine beiseite, flötete mit ihrer gepiercten Zunge: „Versuchen Sie's doch mal damit, hab ich frisch reinbekommen!“ und reichte mir zwei fluoreszierende Stretchbänder. Ich hätte sie für Aerobic-Stirnbänder gehalten, aber eines hatte einen Zwickel dazwischen. Das schien dann wohl der Schlüpfer zu sein. Schweißgebadet zwängte ich mich in den Mini-Micro-Lycra hinein, um festzustellen, dass der Tanga mit dem BH-Top durch ein quer verlaufendes, asymmetrisches Stretchband verbunden war. Schicke Idee, aber leider zu kurz. Ich hatte die Wahl: entweder in gekrümmter Haltung verharren und schmerzfrei bleiben oder aufrecht stehen, und der String spaltet den Schinken.

Ich habe mich dann für Schmerzfreiheit unter blauem Neonmischlicht entschieden. Wie ich einen undefinierbaren Trägerteil in Schulterhöhe platzieren wollte, holte mein Spiegelbild zum nächsten Tiefschlag aus: Ich hatte keine Brüste mehr – sie waren weg! Einen Busen fand ich dann zum Glück durch den Drahtbügel des wattierten Push-up-BHs zweigeteilt unter meiner rechten Achsel wieder, der andere klemmte platt wie eine Flunder zwischen Rücken und meiner siebten Rippe. Was im Dekolletébereich fehlte, quoll dafür an Hüften, Bauch, Arsch und Oberschenkeln wie ein Früchtekorb praller Orangen hervor. Ich fühlte mich wie ein Exponat, eingelegt in Chloroform. Man hätte mich auch als Objekt in einer Ausstellung von Gunther von Hagens präsentieren können. Oder gar als modernes Kunstwerk von Joseph Beuys auf der documenta in Kassel präsentieren können mit einem Erklärungsschild unter Acrylglas daneben: „Beginn des 21. Jh. Mitteldeutschland. Frau mittleren Alters. Nach der Menopause, ungefickt.“

Da steckte die magersüchtige, aggressiv angemalte Lagerarbeiterin im Aushilfspharaonenlook schon wieder ihren Kopf durch den Vorhang und flötete: „Na bitte, sitzt doch wie angegossen." Ich habe mir dann einen Push-up-Leopardenzweiteiler bringen lassen mit Stangen im BH-Bereich, Rüschen über den Hüften und einer Art Röckchen über dem Po, bestehend aus halblangen Bermuda-Shorts und einem Oberteil mit Kapuze dran. Kann man ja gebrauchen, wenn man mal bei Regen durch die Karibik schippert.

Beim intensiven Blick in den Spiegel stellte ich dennoch fest: Eine gewisse Ähnlichkeit mit Angela Merkel ließ sich nicht leugnen. Angela, schwanger mit Drillingen, wobei mir zwei davon in die Oberschenkel gerutscht waren. Ich bin einfach nur geflüchtet, habe aufgegeben, den Haufen Ware am Tresen abgelegt und bin in die Männerabteilung abgebogen. Und weil ich nun schon mal in der Wäscheabteilung war, habe ich gleich für alle Männer der Familie neue Unterhosen eingekauft. Sprich, den Klassiker: Boxershorts! Was für Spielraum man doch in diesen Buxen hat! Kein Wunder, dass der Mann nicht ahnt, was eine Frau schon allein UNTER ihrer Kleidung für Katastrophen durchzustehen hat. Beim Mann hingegen spielt sich dies alles wesentlich pragmatischer ab. Männer kaufen einmal eine Ladung Socken und Boxershorts, und dann ist das Thema Kleidung jahrelang von der Festplatte verschwunden.

Man halte sich vor Augen, wie wenig Klamotten ein Mann im Vergleich zu uns Frauen braucht: Jeans, einen dunklen Anzug, etwas Sportliches für die Freizeit, ein paar Hemden und einige Sakkos. Diese Mode ändert sich nie. Ein Mann kann wirklich mit einem Koffer in der Hand durchs Leben gehen, es wird niemandem auffallen. Und Männer fühlen sich auch erst so richtig wohl, wenn sie genauso gekleidet sind wie all die anderen! Auf Männer wirkt es beruhigend, einer von vielen zu sein und nicht aus dem Rahmen zu fallen. Männer sind wie Pinguine. Sie sagen sich: „Der da drüben hat das Gleiche an, dann wird es schon richtig sein.“ So denken Männer.

Man muss das Phänomen Mann verstehen lernen. Männer sind Beuteltiere. Unübersehbar. Sie tragen die Geschlechtsorgane außen, somit werden sie stets an das, was sie in der Hose haben, erinnert, und müssen mühsam lernen, im Alltag ihr Gemächt auszubalancieren, ohne darüber zu stolpern. Leider gelingt dies selten. Wie gehandicapt Männer rein anatomisch schon mal sind, lässt sich hervorragend studieren, wenn man unauffällig am Strand nichts als den Mann und das Meer beobachtet. Ich liebe es, dabei zuzusehen, wie sie nackt aus dem Meer kommen und eine Riesenshow am Strand abziehen, um ihr Gemächt zu rearrangieren. Mit Badehose ist es eher noch dramatischer. Da verfängt sich der Zwickel in ihrer Kimme, und das nasse, handliche Polyesterdreieck muss erst mal kompliziert aus den anatomischen Engpässen gezogen werden.

Ja, an schönen Sommertagen einfach im Strandkorb zu sitzen und zu beobachten, was für einen Veitstanz die Kerle abziehen, um ein Seil und zwei Glocken so auszubalancieren, dass sie halbwegs aufrecht gehen können, ist für mich ganz großes Kino. Und die Typen bücken sich auch noch breitbeinig nach dem Handtuch, rubbeln ihre Regionen ab wie ein eigenwillig-ungestümes Areal, das ihnen selbst nicht ganz geheuer ist.

Und was sich rein technisch abspielt, wenn Männer sich an diesen Gruppentrögen versammeln, um sie als Pissoir benutzen … Da steht dann eine Riege im Nadelstreifenanzug und puhlt unter Reißverschluss, Knopfleiste und Feinripp erst mal den Lümmel hervor, um damit im Kreise der Artgenossen in ein überdimensional großes Urinal zu zielen. Gekleckert wird dabei trotzdem. Deshalb packen die meisten ihr Ding bereits wieder ein, obwohl der Penis beim Pinkeln sagt: „Moment, ich hätte da noch einen Tropfen übrig!" Der letzte Tropfen hängt in den Boxershorts, und er modert im Büro, ja, er gärt in der Sonne vor sich hin. Ich spreche hier von Typen in den besten Mannesjahren. Wie soll das erst werden, wenn sie echte Blasenprobleme bekommen und die Prostata ruft: „Hallo, hier bin ich, mir tropft die Nase!"

Dies alles macht Männer zu Nervenwracks. Ich werde es nie verstehen: Wenn ein Mann in einem hell erleuchteten Raum nicht mal in der Lage ist, in die Mitte eines klobrillengroßen, runden Lochs zu zielen, was habe ich dann im Dunkeln zu erwarten?

PAILLETTE GEHT IMMER!

Wir allen kennen die Lady mit 50, die von sich selbst glaubt, sie wäre 22 – genau das ist es, was sie alt aussehen lässt! Mager wie ein Topmodel zu sein, den Catsuit von Yves Saint Laurent zu tragen und die angeschraubten Melonen um die Ecke zu schieben, die Handtasche zu schwenken – all das mag vielleicht dazu führen, dass die Bauarbeiter einem hinterherpfeifen, aber wehe, man dreht sich um! Dann wird gerufen: „Oh Mann ey, ist schon wieder Halloween?"

Bevor man also den Stretch-Overall und die Overknees anzieht, sollte man darauf achten, dass der Kopf dazupasst. Denn der Nachteil bei Mode ist, dass dieser immer oben herausschaut. Und das hat schon so manches Outfit ruiniert. Gut, man könnte vielleicht noch als Poster-Girl für Malteser-Pflegeheime zum Einsatz kommen.

Victoria's Secret, meine Lieben, glauben Sie mir, hat ein Verfallsdatum! Wer für sich keine neue Rolle findet, der sollte es bei QUEEN VICTORIA'S Secret versuchen. Ich kann Ihnen verraten, was das Geheimnis von Victoria ist: dass all die Dessousteilchen für Konfektionsgröße 34 konzipiert sind!

Die Leopardenleggins mit über 70 mögen bequem sein, aber es gibt für diese Lebensphase durchaus Tiere, die unsere Defizite nicht betonen. Wer mit über 60 das Versprechen gibt, eine energetische Wildkatze zu sein, macht sich zum Verursacher seiner eigenen Misere.

Ich halte täglich eine heimliche Konferenz mit mir und meinem Spiegelbild ab. Und ich vertraue dem, was es mir sagt. Man sieht nicht 24 Stunden heiß aus, meistens eher lauwarm. Es ist eine der größten Ungerechtigkeiten, dass Männer beim Aufwachen genauso aussehen wie beim Einschlafen – Frauen implodieren über Nacht.

Dies bestätigt sich auch immer wieder, wenn ich erlebe, wie Greise aus der Entertainmentbranche vor jedem Auftritt im Studio erst mal für geschlagene zwei Stunden in der Maske verschwinden. Ich frage mich, was diese Männer in der Zeit dort an sich machen lassen. Sie betreten die Maske als alter Sack und verlassen sie auch wieder als alter Sack! Bei mir passiert in der Zeit ja wenigstens noch ein Wunder!

Egal wie man sich auch herrichtet, der Tag wird kommen, an dem die Realität uns von hinten in den Rücken fällt. Man muss seine Problemzonen irgendwann akzeptieren. Entweder man sagt sich, gut, ich setze auf Liposuction, oder wir arbeiten wie ein Magier und lenken die Aufmerksamkeit auf andere Areale, zum Beispiel auf die Füße! Ich habe 35 Paar Manolo-Blahnik-Stilettos, die ein Vermögen gekostet haben und eigentlich nur aus ein paar Bändern mit immens viel Strass bestehen. Die Cinderella-Collection sozusagen. Ich werde sie einem Museum vermachen, denn es handelt sich um meine Sammlung von Killer-Heels.

Was immer ich auch versuche: Ein Lifting für die Füße wird es nie geben! Was nutzt der schönste Schuh, wenn man wie eine alte Dame auf Stelzen einreitet und die Füße alt aussehen? Wohingegen tröstlich ist, dass mir jede Menge 20-Jährige mit hässlichen Füßen begegnen. Und hier komme ich zu einem heiklen Thema!

Oh Gott, was hat ein Leben in Sneakers und Turnschuhen der Welt bloß angetan? Diese ach so bequemen Quadratlatschen mit samtweichen Sohlen und weichem Fußbett suggerieren unserer drei Millionen Jahre alten Hirnrinde, dass wir Affen mit Spreizfüßen sind, die ein Leben lang im Sand umherspringen. Wüstenbewohner der Sahara, deren Zehen sich auf weichem Grund ausbreiten dürfen, bis das ganze Fußbett sich senkt und wir mit Plattfüßen einherwatscheln wie die Pinguine. Nicht nur das, die permanent erhöhte

Dämpfung verändert die gesamte Körperhaltung. Wir neigen uns wie beim Strandspaziergang nach vorn, um statisch die Schräglage unseres Gehapparats abzufangen. Dies wirkt sich zwangsläufig auf Beckenstellung, Kniegelenke und Wirbelsäule aus. Kein Wunder, dass Orthopäden heutzutage ein Vermögen verdienen … Die Ursache sind Degenerationserscheinungen durch falsches Schuhwerk. Unser Körper ist so konstruiert, dass er sensibel alle Stoßkräfte abfängt. Bei Eingeborenen, die ihr Leben als Fischer an den schönsten Stränden der Welt im Lendenschurz verbringen, findet ein Muskelabbau in Waden und Füßen statt. Wahrscheinlich würden sie der Länge nach hinschlagen, wenn man einen solchen Fuß in einen Stiletto oder einen Pumps zwängen würde.

Aber Jugendliche, die in Sneakers aufwachsen, sind davon nicht weit entfernt. Die dauerhafte Ruhigstellung und Entlastung führt zu einer Inaktivitätsosteoporose, zu Muskelabbau und schwachen Sehnen, überdehnten Bändern, Problemen an der Achillesferse. Wir waten in den bequemen Polstersneakern ja ein Leben lang durch seichte Dünung, wobei die Ferse stets tiefer einsinkt als der inaktiv gewordene Fußballen.

Röntgenbilder von Jugendlichen, die gar nichts anderes mehr tragen können als ihre Sneaker, weisen die gleichen orthopädischen Symptome auf wie die von bettlägerigen Senioren, Astronauten oder Rollstuhlfahrern. Ein Leben lang weich gefederte Sneakers im Dauereinsatz zu tragen ist quasi wie ein Dauergips bei einer Armfraktur, der letztlich Degenerationserscheinungen hervorruft.

Würden Sie beim Matratzenkauf einem Verkäufer Glauben schenken, der Ihnen weismacht, dass es für die Wirbelsäule umso gesünder ist, je weicher die Matratze ist? Eben! Und genauso verhält es sich beim Schuhkauf. Spreizfuß, Senkfuß, Plattfuß, Fußabdrücke im Schwimmbad wie von einer Elefantenherde bei jungen Menschen, die 20 Jahre nichts anderes als Sneakers trugen. Und was ist aus solch einem Fuß mit 40 geworden? Ich möchte es nicht sehen … wahrscheinlich schaufelartige, ausladende Fußtatzen – so groß wie Eisbärpranken.

Und dann erst der Gang! Der Gaaang! Nach einem schönen, schlanken Fuß, der graziös einherschreitet und einen Gang voller Anmut präsentiert, muss man verzweifelt Ausschau halten. Weil man einen anmutigen Gang in Sneakers VERLERNT! Es wird über den Zebrastreifen getrampelt und geschlurft, dass die dabei entstehende Fährte an eine Karawane von Nashörnern erinnert.

Da lobe ich mir doch sehr die feinen, schmalen Pumps meiner Großmutter, die so exquisit geschnitten sind, dass ich gerade mal mit der Hand hineinpasse. Und ebenso ihre alten Glacéhandschuhe. Mit dieser Mode behielt man seine Würde! Als Flüchtling aus Mitteldeutschland hatte meine Großmutter viel an Bildung, aber nichts an Reichtümern. Sie arbeitete als Krankenschwester und zog alleine zwei Töchter groß. Schmalhans war Küchenmeister. Aber: Sie hatte eine Kommode mit vielen Schubladen. Dort waren nach Farben und Saison sortiert in der einen Schublade die Handschuhe, in einer weiteren die Kopftücher, die Schals, die Spitzentaschentücher und die Seidencarrés. In einer Vitrine stapelten sich die Hüte, Mützen, andere Kopfbedeckungen. Meine Großmutter Anneliese Elsa Malwine von Langbein, geboren 1918 in Weimar, hatte alles hinter sich lassen müssen, aber ihre Würde konnte ihr keiner nehmen. Hut, Handschuhe, gebügeltes Taschentuch und das ständige nonverbale Signal, dass wir uns der Farbnuancen durchaus bewusst sind und nicht von den Affen abstammen. Der Fuß war schmal, die Hand schlank, die Finger fein, die Adern blau, die Haut wie Alabaster. Damit war eigentlich alles gesagt. Mit dieser Attitüde trampelt man nicht, man geht, man schreitet, man hat Stolz.

Wie soll man diese Anmut, diese Grazie vermitteln, wenn eine junge Generation solche Werte gar nicht kennt? Wenn eh alles wurscht ist, weil man wie ein Zombie im Anorak mit Jogginghose zur U-Bahn torkelt? Ich finde, es ist eine Frage der Kultur, zur rechten Zeit am rechten Ort die rechte Garderobe auszuwählen. Muss es mit 50 wirklich noch ein Tanktop zu den „distressed" Hotpants sein? Wie sie auf einmal alle englisch sprechen, wenn bei KiK der komplette Sommerlook ganze fünf Euro kostet! Und muss man denn wirklich in Sneakers mit einem T-Shirt von Kentucky Fried Chicken in die Oper gehen?

I don't think so!

Wir hinterlassen damit doch unsere Handschrift, eine persönliche Signatur. Wir positionieren uns mit solchen Entscheidungen. Dies ist unsere eigene Note, ein individueller Ausdruck der Persönlichkeit, die wir damit unterstreichen. Ich jedenfalls will nicht als Analphabet rüberkommen. Deshalb hebe ich mir ab 50 die Piercings für meine Sardinenbüchsen auf. Und ansonsten: Paillette geht immer!

Mag sein, dass man korrekt gekleidet ist für ein Pferderennen – die Frage ist nur, ob man zuschaut oder als alte Stute antritt!

AUSSEHEN & PFLEGE

FOREVER YOUNG ...

Sie glauben gar nicht, wie viel Zeit es kostet, so natürlich auszusehen wie ich! Mit zunehmendem Alter besteht die Pflege darin, dass man im Endergebnis wenigstens normal aussieht. Früher ergab sich eine natürliche Attraktivität automatisch, heute investieren wir Zeit und Kosten, um wenigstens nicht als „Grotte" aus dem Rahmen zu fallen, sondern uns selbst weiterhin einigermaßen zu ähneln.

Das alles ist auch eine Frage des Budgets. Viele meiner Kolleginnen nehmen vorm Schlafengehen alles raus oder runter und legen es in eine Schublade. Selbst „billig" zu wirken, setzt enormen Einsatz und Kosten voraus, denn falsche Haare, falsche Lippen, falsche Zähne, falsche Nägel, falsche Wimpern, falsche Brüste, das alles hat seinen Preis. Bevor man also einen Termin beim Stuckateur für den ganz großen Radikalumbau macht, kann man erst mal durch die Wahl der richtigen Kosmetika den Schein wahren und die Fassade aufpolieren. Dabei sollte man keineswegs annehmen, dass mit einem Einkauf der neuesten Produkte alles erledigt ist, viel wichtiger als die Ware ist deren Anwendung.

Man muss gerechterweise sagen, dass heutzutage in den Drogeriemärkten eine immense Auswahl von wirklich guter dekorativer Kosmetik zur Verfügung steht und keineswegs nur die großen Namen und Labels qualitativ hochwertig sind. Im Gegenteil: Die schicke Verpackung, die attraktive Hülle in Roségold, das verführerische Design und vor allem die Hochglanzwerbung – das alles bezahlt der Kunde mit. Entscheidet man sich für Produkte im mittleren Preissegment, bewegt man sich zwar im günstigeren Rahmen, doch das Ergebnis ist letztlich dasselbe. Wer die Kosmetik nicht richtig anzuwenden weiß, wird mit teuren Produkten auch nicht besser aussehen.

Da ich seit nunmehr 40 Jahren Fachfrau für Maquillage bin, und zwar für Shows, privat sowie für Film- und Fernsehauftritte, gibt es wahrlich keine andere Expertin, die es mit mir aufnehmen könnte. Somit darf sich die Leserin an ihren bescheidenen zehn Fingern ausrechnen, was ich von den Millionen Tutorials halte, die uns hochtrabend erklären, dass man mit einem Augenbrauenstift nicht die Lippenkontur malt und Rouge nicht quer übers Gesicht verteilt. Ich bin nicht nur ganz nebenbei Visagistin, ich bin eine ganze Hochschule für Visagisten – wobei dieser schwer einzugrenzende Beruf ebenso facettenreich ist wie der einer Tänzerin. Dieser reicht vom Geräkele an der Stahlstange bis zur Primaballerina, und so ist jede Visagistin nur ein schwacher Abklatsch einer gut ausgebildeten Maskenbildnerin.

Es dürfte zu Schminke und Make-up nichts geben, was ich nicht weiß, zumal es immer meine Passion war, auch andere zu schminken und den Typ zu verändern.

Die Art und Weise, wie man im Alltag das Make-up aufträgt, wird mit zunehmendem Alter immer bedeutender. Ein junges Gesicht steckt vieles weg, bei attraktiven jungen Dingern sieht sowieso alles trendy und raffiniert aus, sei es der blaue Lidschatten, die grünen Smokey Eyes oder die dicken Pharaonenaugenbrauenbalken. Interessant wird es ab 50: Die richtige Technik für die Applikation der Kosmetika anzuwenden macht aus uns einen neuen Menschen. Das beste Beispiel dafür bin ich selbst.

Der jugendliche Glanz, der offene Blick, die ausgewogene Proportion, das alles ist quasi das Werk eines Kunstmalers, das Ergebnis des richtigen Umgangs mit dem Pinsel, der Palette und der Verarbeitung des Materials. Und nichts anderes würden die großen Weltstars behaupten, die allesamt ein Team von Profis um sich scharen, welches Experten für Haare, Make-up, Outfit zur Verfügung stellt.

Genauso falsch ist es, sich ab 50 noch genauso zu schminken wie mit 20 oder 30. Nicht nur der Look, die Materialien und der Stil verändern sich, sondern vor allem die Form und Textur unserer Haut, die Mimik, die Form von Augen und Mund sehen heute anders aus. Hier heißt es, die Veränderungen abzufangen, auszugleichen, die Technik anzupassen: Der alte Stil der Maquillage, dieses dick aufgetragene, immer matte, wirkt heute gänzlich überholt, stehen geblieben, wie aus der Zeit gefallen. Ein dicker 50er-Jahre-Lidstrich muss zum gesamten übrigen Look passen und harmonieren mit dem, was unser Gesicht ausstrahlt.

Wegen all dieser feinen Nuancen ist es mir sehr wichtig, meine Erfahrungen, Geheimnisse sowie unbezahlbaren Tricks und Tipps an Sie weiterzugeben.

Und ich garantiere Ihnen: Teenager, die auf YouTube zwei Millionen Follower haben, haben von diesen Geheimnissen noch nie etwas gehört und sind im Gegensatz zu mir blutige Anfänger, die keine Ahnung haben, zu welchen Maßnahmen man greifen muss, wenn man zwar aussieht wie vor 30 Jahren, nur dass inzwischen alles Richtung Süden abgewandert ist.

Beginnen wir mit der Haut und dem Make-up, schon das allein macht einen neuen Menschen aus uns!

1. Hydration

An der Basis steht die gut vorbereitete Haut – sie wird mit viel Moisturizer versehen. Und ist somit quasi die Leinwand, die uns zur Verfügung steht. Denn auf dem Hintergrund einer gepflegten Haut kommen jeder Lippenstift und jedes Augen-Make-up überhaupt erst richtig zur Geltung.

2. Primer

Die Haut verliert mit den Jahren an Feuchtigkeit, und gewisse Areale, etwa unterhalb der Augen oder rund um die Mundwinkel, bedürfen der besonderen Pflege. Hier das Make-up direkt aufzutragen wäre ein grober Fehler. Somit empfehle ich nicht nur reichlich Hydration, sondern zusätzlich einen Primer. Von Zeit zu Zeit gibt es immer mal wieder Produkte, deren Erfinder wirklich in den Adelsstand erhoben werden sollten. Dazu gehört ein Primer! Dieser mattiert die Haut, gleicht Unebenheiten aus und bildet eine Folie, auf der jedes aufgetragene Make-up sanft und randlos verteilt werden kann. Außerdem mattiert ein Primer und vermeidet das unschöne Aufleuchten und Nachfetten der T-Zone.

3. Augencreme

Die Haut unterhalb unserer Augen ist so ziemlich die dünnste am gesamten Körper – oftmals gar durchsichtig oder bläulich schimmernd. Bei vielen älteren Damen auch mit Augenringen oder bräunlicher Schattierung versehen, benötigt diese Partie unsere besondere Aufmerksamkeit.

4. Concealer

Das Auge ist das Fenster zur Seele, und wir wollen den Vorhang keinesfalls vorzeitig herunterlassen! Das Geheimnis, hier entgegenzuwirken, besteht darin, Lichtreflexe auf dieses spezielle Areal zu zaubern. Ein gutes Make-up wird aus einem Augenkorrekturstift bestehen, der farbkorrigierende Partikel beinhaltet, die das diffuse Licht abfangen und augenblicklich einen brillanten Look verleihen, dem sogenannten Concealer. Eigentlich so etwas wie der absolute Zauberstab, denn mit dem Concealer oder der sogenannten Camouflage tippen wir mutig auf all die Rötungen, Unregelmäßigkeiten, Pigmentflecke oder Stellen, die nicht ebenmäßig sind, und verteilen diese aufgetragenen Punkte gleichmäßig mit einem feuchten Schwamm. Die Augenpartie berücksichtigen wir dabei besonders. Ich empfehle hier auch immer gern die Fingerspitzen, denn sie haben genau die richtige Temperatur, um das Produkt optimal in unsere Haut einzubringen.

Das ebenmäßige Verteilen und Auftupfen mit dem Schwämmchen oder einem flachen Make-up-Pinsel wird im Ergebnis schon einen ganz anderen Eindruck verleihen, allein weil die Haut gut vorbereitet ist.

5. Abtupfen

Es empfiehlt sich, ein Kleenextuch auf das Gesicht zu legen, um den Überschuss an Aufgetragenem wie mit einem Löschpapier abzunehmen. Ein Fan von Nachpudern an diesem Punkt bin ich persönlich nicht. Dies heben wir uns zum krönenden Abschluss auf, wenn das Gesamtkunstwerk quasi versiegelt wird.

6. Make-up

Wie wird das Make-up nun bei Ladys über 60 aufgetragen? Wir wollen uns keinen Illusionen hingeben: Auch die berühmtesten und glamourösesten Stars dieser Welt arbeiten mit allen möglichen Tricks und haben das Budget, sich von Experten herrichten zu lassen. Jedoch kenne ich deren Tricks, und Sie werden staunen, wie wir das Make-up effektvoll optimieren können. Wir alle sollten in die kleinen Tiegel Feuchtigkeitscreme investieren, die immer und überall Hydration auf unsere Haut zaubert. Davon verteilen wir eine kleine Menge auf einer Glas- oder Metallplatte wie ein Maler die Farbe auf seiner Palette. In dieses Feuchtigkeitsdepot geben wir nun eines der heute immens effektvollen, hochwertigen Make-ups und vermischen es, bis wir eine Nuance erhalten haben, die uns entspricht. Investieren Sie in drei verschiedene Töne: jene Nuance, die Ihrem natürlichen Hautton entspricht, in eine hellere und eine für die sonnengebräunte Haut.

Mit der ersten angemischten Variante verteilen wir jetzt das Make-up großzügig über dem vorbereiteten Gesicht, indem wir es leicht auftupfen und die einzelnen Regionen sorgfältig mit Maquillage versehen. Augen und Nase sparen wir aus.

In einem weiteren Durchgang mischen wir erneut etwas Hydrationscreme mit dem hellerem Make-up-Ton und arbeiten damit den Bereich unterhalb der Augen, die T-Zone und einzelne Partien, die wir hervorheben wollen, heraus.

Mit dem dunkleren Ton gestalten wir die Schläfen, die Wangenpartie seitlich der Ohren, die zu modellierende Nase und beachten dabei, dass alles, was dunkler getönt wird, zurücktritt und die hellen Partien hervortreten.

7. Augenbrauen

Hier gibt es unterschiedliche Philosophien. Einige schminken ja Augen und Augenbrauen, bevor sie das Make-up auftragen, wobei die Gesichtsform nicht vorgegeben ist. Ich finde diesen Aufbau falsch, denn das Gesamtbild sollte harmonisch entstehen, sodass immer noch Anpassungen vorgenommen werden können.

Da die Augen das Fenster zur Seele sind, brauchen sie einen würdigen Rahmen. Die Braue definiert ganz eindeutig den Look, den Style, spiegelt die Mode wider und bildet eine Begrenzung für den Lidschatten, den wir später auftragen werden. Heute benutzt man entweder Augenbrauenstift, Puder oder – sehr speziell – eine

Gel-Mousse. Dieses Produkt hat den Vorteil, sehr sanft und natürlich zu wirken und nicht hart zu erscheinen. Wer besonders raffiniert vorgehen will, kann nach dem Auftragen der Gel-Mousse zunächst mit einem Wimpernbürstchen die Kontur weich verlaufen lassen und mit einem Augenbrauenstift einzelne Härchen nachzeichnen. Besonders wichtig ist es, den Ansatz, also die innere Wurzel im Bereich der Nase am inneren Augenwinkel, klar zu definieren. Mit bräunlichem Lidschatten lassen sich Stellen korrigieren, an denen vielleicht Härchen fehlen, die Form geändert werden oder die Augenbraue zum Ende hin sanft auslaufen soll.

Der Profi wird sich auch immer detailliert der Oberkante und der Unterkante der Braue widmen. Diese verlaufen völlig unterschiedlich. So kann am höchsten Punkt der Braue ein kleines Dreieck die Form betonen oder der Schwung komplett geändert werden. Der untere Rand der Braue hingegen wird mit einem hautfarbenen Creme-Stencil sauber begrenzt und gegebenenfalls korrigiert oder aber ausradiert.

Eine Augenbraue sauber und attraktiv zu gestalten ist eine Kunst für sich, da man sehr detailverliebt und sehr effektiv vorgehen und damit den Typ verändern kann.

8. Lidschatten

Die Wahl des Lidschattens ist ebenso dem aktuellen Trend unterworfen wie der Look der Augenbraue. Da wir uns hier aber auf ein tragbares, gepflegtes Alltags-Make-up für die reife Dame konzentrieren, würde ich generell Folgendes empfehlen:

- Ein Lidschattenton, der nicht mit der Pigmentierung der Haut harmoniert, ist immer falsch.
- Die Fältchen und der Sitz unserer Augen innerhalb der Lidfalten sind entscheidend für den Look, den wir wählen.

- Grundsätzlich sollte der Blick klar sein und das Auge vergrößert, aber die natürliche Form unserer Augen aufgegriffen werden, anstatt ihr entgegenzuwirken.
- Die Lidschattenfarben sollten sich immer an der Augen- und Hautfarbe orientieren und sich in der Palette pudriger Pastelltöne bewegen.
- Dunkle Töne können ebenso gefährlich werden wie papageienbunte Farben.
- Die besten Ergebnisse erzielen Nuancen von Beige, Braun, Apricot und Rosé.

Schauen wir nun auf die verschiedenen Hauttypen, um herauszubekommen, was am besten zu uns passt.

Helle/blasse Haut

Finger weg von zu starker Pigmentierung. Kaltes Rosé, Taupe, alle Nuancen von Beige und Creme sind empfehlenswert. Ein zartes, blasses Hautbild wirkt bei starker Pigmentierung mit starken dunklen Tönen schnell clownesk oder grotesk.

Nord- bis mitteleuropäischer Hauttyp

Roségold, warmes Braun sowie Altrosa passen gut als Kontrast zu mittleren Hauttönen.

Olivefarbene Haut

Bitte keine Pastelltöne benutzen, die auf einer Latte-macchiato-Haut verschwinden würden. Hier schmeicheln kräftige Töne von Haselnussbraun über Violett bis Schwarz. Magenta, tiefes Rosa, Pfirsich und Burnt Orange sind hier herzlich willkommen und werden dafür sorgen, dass tiefbraune, dunkle, rassige Augen besonders kontrastreich hervorstechen.

Sonnengebräunte Haut

Diese Haut verträgt die kräftige Farbpalette von warmem Kupfer bis zu Jadegrün, Smaragdgrün und tiefem lila. Die Nuancen können tief und dominant sein und reflektierende Glitzerpartikel aufweisen. Herrlich, wenn man so aus dem Vollen schöpfen kann.

Achten Sie darauf, die helleren Nuancen in den inneren Augenwinkel zu verlegen und mit dem dunkleren Kontrast den äußeren Augenwinkel zu betonen. Da hier oft Lachfalten, Krähenfüße oder eine erschlaffte Lidfalte im Weg sind, beim Auftragen das Lid immer schön spannen und mit einem weichen Bürstchen die verschiedenen Töne ineinander übergehen und weich auslaufen lassen.

9. Eyeliner

Damit geben wir dem Auge Struktur und auch einen natürlichen, alltäglichen, modischen oder aber glamourösen Look!

Ich warne eindringlich davor, das Lid mit den Fingern straff zu ziehen, wenn der Eyeliner aufgetragen wird, da das Auge letztendlich eine andere Form haben und die gezogene Linie völlig anders wirken wird.

Heben Sie stattdessen das Gesicht auf einen Winkel von 45 Grad an und schauen Sie nach unten in den Spiegel, sodass das Oberlid halb geschlossen aussieht. Der Augapfel bietet nämlich das beste Polster, um eine stramme und präzise Linie zu ziehen. Den Eyeliner, auch hier empfehle ich kleine Tiegel mit Eyeliner-Gel, möglichst dicht am Oberlid entlangziehen und gegebenenfalls mit einem Brauenstift nachziehen.

Meine liebsten Helfer beim Schminken sind die kleinen Wattestäbchen für die Ohren. Mit ihnen lassen sich verrutschte Punkte oder verschmierte Stellen problemlos entfernen.

Der Profi folgt dieser bereits gezogenen Linie nun wiederum mit einem sehr feinen Pinsel, der in dunklen Lidschatten getupft wurde, um den Eyeliner jetzt sanft auszublenden und die Linie nicht so hart und auffällig hervortreten zu lassen, sondern in den Rest des Augen-Make-ups zu integrieren.

Bei der Gelegenheit ist es am besten, auch die untere Lidpartie nachzuziehen. Die Linie muss gar nicht mal sonderlich präzise verlaufen, da sie mit dem Wimpernstäbchen und dem beigen Korrekturzeichenstift – mit dem wir vorhin die Augenbraue begrenzt haben – perfektioniert werden kann.

Mit dem Strich am unteren Augenlid kann man sehr viel erreichen. Das Auge kann mandelförmig, runder oder schräger gestaltet werden, der Bogen lässt sich schnell im Lauf des Tages nachzeichnen und ist immer mit einem weichen Bürstchen wie bei einem Aquarell mit dem Gesamtbild des Auges zu verblenden.

10. Wimperntusche

Beim Bürsten immer auf die Spitzen der Wimpern konzentrieren und am äußeren Wimpernrand eine doppelte Ladung auftragen. Wenn generell zu viel Wimperntusche aufgetragen wird, wirkt sie leicht klumpig, wird krümeln und das Auge unsauber erscheinen lassen.

Beim Tuschen die Wimpernhärchen von allen Seiten zu bürsten und mit Mascara zu umhüllen macht einen Riesenunterschied. Am äußeren Augenwinkel noch mal doppelt in Richtung Schläfe nachlegen und auch den inneren Augenwinkel nicht vergessen.

Auf diese Weise wird das Auge geöffnet, man kann zusätzlich noch am äußeren Rand künstliche Wimpern anbringen.

Allein schon die exakt geschminkten und modulierten Augen werden aus Ihnen einen ganz anderen Typ machen und Sie voller Selbstbewusstsein erstrahlen lassen.

11. Rouge / Sculptor / Highlighter

Auch die Farbe weicht bei Frauen über 50 aus den Wangen, und wir arbeiten nicht nur daran, indem wir runde Apfelbäckchen aufklatschen, sondern wir machen daraus einen Meisterkurs.

- Zunächst heben wir unterhalb der Augenpartie die Region mit einem sehr hellem Highlighter hervor und legen die Wangen, während wir den Mund zu einem O formen, mit bräunlichem Highlighter an.
- So schaffen wir verschiedene Höhen und Tiefen und modellieren die Kontur unseres Gesichts in der Mittelpartie neu.
- Abschließend wählen wir ein sanftes Rosé oder auch Apricot aus und betonen mit lächelndem Gesicht die Muskelpartie unserer Wangen.
- Als i-Tüpfelchen zaubern wir schließlich schimmernden Glow auf die Partie unterhalb des äußeren Jochbogens, die Stirn und die Nasenspitze.

12. Lippenstift

Ich empfehle für die Lippen eher trockene Konturenstifte und insbesondere, die Kontur mit dem schon von mir oft erwähnten Zauberstift vorzuzeichnen. Auf diese Weise wird das gefährliche Auslaufen der Lippenfarbe verhindert, denn keiner möchte erleben, wie sich das Lippenrot in den Fältchen um den Mund herum versammelt und dann in den Mundwinkeln absetzt. Das kann am Ende fast blutig wirken und ist kaum kontrollierbar.

Mein nudefarbener Stift-Applikator, mit dem ich alles wegradiere, was mir in meinem Gesicht nicht passt oder gefällt, ist auch an dieser Stelle der vielgepriesene Zauberstab, der die äußeren Mundwinkel sauber einrahmen und putzen wird, damit alles an der richtigen Stelle bleibt.

Wenn somit die äußere uns entsprechende Form vorgezeichnet ist, tragen wir mit einem Lippenpinsel die Farbe sorgfältig innerhalb dieser Kontur auf.

Direkt die Farbe mit dem Lippenstift aufzutragen mag funktionieren, wenn wir im Lauf des Tages nachkorrigieren, aber ein Lippenpinsel erlaubt, die verschiedenen Partien der Ober- und Unterlippe sehr viel präziser aufzufüllen.

Ich rate von Lipgloss eher ab beziehungsweise empfehle, ihn nur sehr reduziert aufzutragen. Nicht nur dass er am Rand eines jeden Glases kleben bleiben wird, er ist schwer an Ort und Stelle zu halten, die vielleicht nicht mehr ganz so prallen Lippen bewirken, dass er nicht da bleibt, wo er hingehört. Ein kleiner Tupfer in die Mitte der Lippe genügt vollkommen.

13. Abpudern

Das berauschende Ergebnis unserer Verwandlung soll nun bitte schön nicht verrutschen, sondern muss fixiert werden. Dafür eignet sich ein breiter, weicher Puderpinsel, den wir in unseren losen Transparentpuder eintauchen, um den Pinsel dann auf einem Kleenextuch auszuklopfen, sodass der Überschuss gar nicht erst auf unserer Haut landet.

Für speziell anfällige Regionen wie Nasenflügel, Nasenwurzel, Kinnpartie und unterhalb der Mundwinkel greifen wir zu einem Fixierpuder in unserem Hautton und legen mit leichtem Druck mit einer flachen Puderquaste noch mal nach.

Ein großes Geheimnis ist es auch, die kegelartigen Schwämmchen, mit denen sich ansonsten ganz wunderbar das Make-up auftragen lässt, leicht anzufeuchten, in den losen Puder zu tauchen und mit rollenden Bewegungen über die Zonen des Gesichts zu fahren, die als erste glänzen oder nachfetten.

Dies kann auch sehr gut für einen kleinen Touch-up im Lauf des Tages wiederholt werden, was dafür sorgen wird, dass wir immer wie aus dem Ei gepellt frisch und gepflegt aussehen, ohne uns mit Maquillage zuzukleistern.

Man sollte mit dem fabelhaften Make-up-Look auch nicht den Eindruck erwecken wollen, ein Teenager zu sein. Gegen die Falten können wir eh nichts tun, also sollten wir gar nicht erst den Versuch starten, Jahrzehnte aus dem Gesicht zu bügeln. Nein, es geht darum, die Fältchen, die uns erst den rechten Charme verleihen und unserem Typ Charakter geben, nicht extra zu betonen und altersgemäß attraktiv und „all over" gepflegt auszusehen.

Von innen heraus neu zu erstrahlen, mit einem glänzenden, funkelnden Blick, das Beste aus sich gemacht zu haben, zu erleben, wie wir die sympathischste Version unseres Selbst auch im Alter hervorkehren können, uns attraktiv zu fühlen und Komplimente zu bekommen, das ist das Entscheidende!

Akzente setzen, den persönlichen Stil ausformen und Charakter zeigen – das ist die helle Freude an der Kosmetik in der zweiten Hälfte des Lebens! Das Ziel besteht darin, Balance zu schaffen und uns neu in Harmonie und mit gutem Geschmack erstrahlen zu lassen. Nichts anderes tun die Glamour-Ikonen, die am Ende noch mit Photoshop bearbeitet in den bunten Gazetten suggerieren, dass sie über den Gesetzen des Alterns stehen!

Wobei: Wunder sind möglich! Schauen Sie mich an!

REGELN FÜR EWIGE MÄDCHEN – INKLUSIVE NOT-TO-DO-LISTE

Egal ob man Partys besucht, über den roten Teppich läuft oder der Star auf Familienfotos sein will: Alle suchen nach einer Möglichkeit, um einen Moment vollendeter Schönheit einzufangen und den inneren Glanz äußerlich sichtbar zu machen. Mit Highlighter, Bronzer, Glitterstaub sowie Glimmercreme zaubern wir ein Glitzern aus der Dose in unser Leben – und das kann ich ab 60 auch nur wärmstens weiterempfehlen!

Wir wollen leuchten, die Konturen modellieren, und da geht heute absolut nichts mehr ohne Glow! Die flach gepuderten Gesichter der 80er-Jahre sind wirklich passé, sie wirken platt, wenig lebendig und spielen nicht mit den Lichtpartikeln, die strahlende Reflexe in unser Antlitz zaubern.

Feste Regeln gibt es sowieso nicht, es gibt nur einen sich mit der Zeit wandelnden Look. Heute sollte man Träger seines Make-ups sein und sich nicht davon tragen lassen – was leider viele tun. Anstatt das Alter zu verbergen, krampfhaft jünger sein zu wollen, sollte man betonen, was man hat, und die Mängel, wie beispielsweise Pigmentflecke, verbergen. Da man Falten sowieso nicht verbergen kann, sollte man das auch gar nicht erst versuchen. Meist erreicht man damit nur das Gegenteil.

Zeitlose Schönheit spiegelt sich auf vielfältige Weise wider und beginnt mit gründlicher, regelmäßiger Pflege.

Basics

- Reinigen, Cremen, Peelen (Exfoliating) und immer mal wieder eine Dermabrasion vornehmen.

- Vergessen Sie nicht, wenn das Make-up aufgetragen ist, an den Rändern auch Hals und Dekolleté mit einzublenden, das heißt, sehr sanft das bereits aufgetragene Make-up nach unten hin auszustreichen.
- Mit einem Bronzer bekommt nicht nur das Gesicht, sondern auch die Partie unterhalb der Kinnlinie und das Dekolleté einen sonnigen Glanz.

Augen

- Es ist eine längst widerlegte Behauptung, dass Ladys über 60 keine schwarze Mascara oder Kholliner-Kajal tragen sollten. Unser bestes Feature sind die Augen, und hier Kontraste zu schaffen ist so effektiv wie eine Tasse schwarzer Kaffee.
- Erst durch den richtigen Umgang mit dem Pinsel wird das Material seine volle Wirkung entfalten. Also nicht einfach einen Lidschatten aufs Lid aufstreichen, sondern mit verschiedenen kleinen Augenpencils von der äußeren Seite der Schläfe nach innen zur Nasenwurzel hin arbeiten. Dabei soll die Farbe zur Nase hin immer heller werden. Dies verleiht einen offenen Look und lässt das Auge größer wirken.
- Die Lidfalte wird mit einem eher sehr kurzen, kantigen Pinsel sauber abgesetzt, und schließlich verwische ich die gesamte Fläche mit einer weichen, etwas längeren Bürste, die alle Töne ineinander verblendet.

Lippen

- Auch die Lippen verändern ihre Form im Lauf des Lebens und werden bei manchen von uns leicht asymmetrisch. Nichts ist einfacher, als einen Konturenstift zu benutzen, und zwar in der präzise natürlichen Farbe der Lippen, um deren Form zu korrigieren. So schaffen wir eine neue Symmetrie. Dabei arbeiten wir immer vom äußeren Rand zur Mitte hin, zum „Lippenherz" unserer Oberlippe.

- Auch beim Lippenstift von außen nach innen arbeiten, nicht umgekehrt: Der doch immer etwas dicke Lippenstift wird, wenn wir ihn mittig ansetzen, viel zu breit sein, um sauber die äußeren Mundwinkel auszufüllen.
- Ein Lippenpinsel wirkt Wunder, da er nicht nur präzise die Form ausfüllt, sondern man sehr schön die Ecken nachbearbeiten kann, welche dunkler auszufüllen sind als die Mitte. So wird Volumen suggeriert und der Eindruck von Dreidimensionalität geschaffen.

Vor zwei Wochen habe ich eine Gruppe befreundeter Fans ab 40 bei mir versammelt, um ein kostenloses Make-up-Tutorial zu geben. Ich war überwältigt von dem bekundeten Interesse! Die Kinder flügge, selbst teilweise nicht mehr berufstätig, endlich befreit von entsorgten Partnern, Verpflichtungen und Zwängen wurde jeder Teilnehmerin garantiert, attraktiver mein Haus zu verlassen, als sie es zuvor betreten hatte. Vorher-nachher-Fotos inklusive. Die Ladys brachten ihre eigenen bewährten Produkte mit, orientierten sich aber auch an dem, was andere benutzten oder was ich zur Verfügung stellte. Schritt für Schritt gab ich Instruktionen, auf welche Weise die Damen ihre innere Schönheit entfesseln könnten. Es war eine Inspiration für alle! Am Ende sahen alle attraktiv aus, und ich engagierte einen befreundeten Fotografen für eine professionelle Sitzung.

Sich selber in den Mittelpunkt zu stellen, in einer neuen Lebensphase zu erfahren, dass Attraktivität und Magie keine Frage irgendeiner Zahl hinter unserem Namen ist, verleiht das alles entscheidende Selbstwertgefühl.

Und hier nun eine Liste von oft beobachtbaren Schminksünden, vor denen Sie sich hüten sollten. Meine sogenannten Don't-dos, weil sie uns einfach älter machen und nachteilig wirken:

Comicstrip-Augenbrauen

Auch im Alter sind wir keine Comicfigur! Nein, wir verwenden keinen Textmarker, um die Augenbrauen schwarz nachzuziehen – und ob Sie es glauben oder nicht, viele scheinen genau dies zu tun. Eine übertriebene Augenbraue mit einem viel zu hohen Brauenbogen, der viel zu lang ausläuft, wirkt grotesk! Die Augenbraue sollte immer natürlich aussehen – was schwer genug ist – und nicht das Gesicht dominieren!

Falsche Foundation

Da unser Hormonhaushalt sich verändert, müssen wir uns mit den Produkten der neuen Struktur einer trockeneren Haut anpassen. Ich empfehle für reife Haut ein cremiges Make-up aus der Tube oder dem Flakon, keine Stifte oder aus dem Tiegel, die eine wächserne Konsistenz haben. Vorsicht vor zu viel Pigmentierung: Ein schweres Make-up kann sich in den Falten absetzen und diese so noch mehr betonen. Bei eher stark pigmentierter Foundation sollte man auf Puder verzichten, weil das Ergebnis sonst maskenhaft sein wird.

Falsche Make-up-Nuance

Weder wollen wir einen dunklen Rand am Gesicht, noch möchten wir aussehen wie ein Gespenst. Und hier der ganze wertvolle Rat: Niemand hat stets dieselbe Hautfarbe. Im Sommer mögen wir eventuell braun werden und verschiedene Stufen von goldbraunem

Latte-macchiato-Teint, rosigem Teint, dunklem Teint entwickeln. Im Winter kann die Haut blass, gerötet, stumpf oder durchsichtig wirken. Daher ist es ein Top-Geheimnis aller Experten, Tag für Tag individuell auf einer kleinen Palette aus zwei bis drei verschiedenen Make-up-Tönen, den jeweils richtigen anzumischen.

Highlighter an den falschen Stellen

Glanzlichter an den falschen Stellen lassen uns zum Clown mutieren! Nur dort, wo das Licht auf natürliche Weise reflektiert wird, ist er effektiv: Brauenbogen, Jochbein, Nasenspitze, Wangen.

Matschiger Lidschatten

Braune und erdige Lidschattentöne beinhalten gelbe und rote Pigmente, wodurch die Augen müde und schwer wirken. Im Alter hält die dünne Haut der Oberlider so manche Überraschung bezüglich ihrer Farbe bereit, und wenn diese changiert, wird auch der Lidschatten anders wirken. Daher das Oberlid und die inneren Augenwinkel immer ebenmäßig mit einem Concealerstift vorbereiten.

Verschmierter Eyeliner

Wenn es Fältchen oder überlappende Haut um oder an den Augen gibt, sollte man diese Partien nur mit Make-up sowie dünn in Lidschattentönen in Hautnuancen abtupfen und dann sauber einen Lidstrich oben und unten am Wimpernrand ziehen. Dafür das Auge NICHT straff ziehen, da im Ergebnis der Eyeliner, wenn wir das Auge wieder in seine natürliche Form zurückrutschen lassen, automatisch schief wirkt. Lieber mit winzigen Pinseltupfern Schritt für Schritt eine sanfte Linie auf das entspannte Auge auftragen.

Ich erinnere mich, wie gern ich als Kind meiner Großmutter die Haare gebürstet, sie frisiert und sie geschminkt habe! Wenn auch Sie mit Enkeltöchtern, die echte Mädchen sind, gesegnet sind, stellen Sie sich als Model für Experimente zur Verfügung. Von den jungen Dingern können wir sehr viel lernen.

Das Beste an jedem Make-up ist, dass man es sofort wieder abwischen kann und der Schaden niemals von Dauer ist. Denken wir nur daran, welche Katastrophen der falsche Frisör verursachen kann! Monatelange Folgeschäden gemahnen uns tagtäglich an das Desaster falscher Entscheidungen, wenn die Frisur erst verpfuscht ist. Nicht so beim Schminken: Mit Mizellentuch und Gesichtswasser ist das Experiment nach einer Minute Geschichte! Warum also nicht mutig an die Sache herangehen? Daher: Probieren Sie sich aus, trauen Sie sich, die gewohnten Dinge einmal anders zu machen und das, was uns heute an Errungenschaften bei Kosmetika, Pflege und dekorativen Hilfsmitteln zur Verfügung steht, zu nutzen.

Nur wer über die Mittel verfügt, Kosmetik für 400 Euro pro Tiegel kaufen zu können, darf gepflegt und faltenfrei durchs Leben gehen? Die teuerste Kosmetik wird nichts an Ihrem Aussehen ändern, wenn sie falsch angewendet wird – und die unbezahlbaren Cremes bereiten die Leinwand nur vor. Wenn diese Luxuskosmetik Wunder vollbringen würde, gäbe es keine plastischen Chirurgen mehr. Eine bezahlbare Marke aus der Apotheke bringt dasselbe Resultat! Dennoch: Gemäß dem persönlichen Budget zu investieren und es sich wert zu sein, die alten, vertrockneten Stummel gegen neue Stifte einzutauschen und einen persönlichen Look zu kultivieren, lohnt sich allemal.

Ob bei Partys, Familienfeiern, Hochzeiten oder Taufen – Sie werden mehr Komplimente bekommen denn je, und jedes einzelne Ihrer Bilder bleibt erhalten bis in alle Ewigkeit!

HELLO DOC ...! UND JETZT NOCH SCHNELL ZUM SCHLACHTER

Wer immer sich auf roten Teppichen zeigt, über den gibt es ab einem gewissen Alter nur zwei Urteile. Entweder wird hinter dem Rücken getuschelt: „Oh Gott, die muss unbedingt was machen lassen." Oder: „Um Gottes willen, die hat was machen lassen!"

Und hat jemand wirklich und sichtbar was machen lassen, dann gibt es kein Halten mehr: „Das erste Mal, als sie leibhaftig vor mir stand, dachte ich, es handele sich um eine Transsexuelle", sagte mir ein bekannter Dermatologe, als er jüngst einer meiner Kolleginnen begegnete, und fügte mit Pokerface hinzu: „Sie sollte sich einen guten Anwalt nehmen!" Konfrontiert mit den Erscheinungsbildern so mancher Celebritys, die mit einem neuen Gesicht, einem neuen Körper oder einem neuen Look die Geisterbahn des roten Teppichs bevölkern, verfällt so mancher seriöse Schönheitschirurg angesichts der Arbeit seines Kollegen in Verzweiflung! Ist es doch Negativwerbung, die dort betrieben wird, wenn gewisse Z-Promis das Duckface und die Silikonmelonen in die Kamera halten.

Viele gute Chirurgen vergleichen die Opfer ihrer Kollegen mit zusammengetackerten Fleischresten, die, in Mehl und Panade gewälzt, bei Kentucky Fried Chicken als Huhn verkauft werden könnten. Und halten diese natürlich für sehr gefährliche Aushängeschilder ihrer Zunft. Ich hab Kolleginnen, die tragen ihre Kaiserschnittnarbe als Halskrause.

„Nimm diesen Modemacher. Er hatte mindestens drei Facelifts – eines schlechter als das andere. Ständig kommen Kunden in meine Praxis und erklären mir, sie wollen auf gar keinen Fall aussehen wie ER!", vertraute mir ein guter Freund neulich an.

So zeigt sich bereits, das allein schon die Wahl des richtigen Arztes über unser Image entscheiden kann, denn unser Gesicht tragen wir nun mal, anders als vielleicht ein viel zu enges Glitzerkleid, ganze 24 Stunden lang mit uns herum. Bevor man sich überhaupt unters Messer legt, heißt es also, bereits den nächsten Schritt in die richtige Richtung zu wagen und sich nicht ausgerechnet von den Negativbeispielen die Visitenkarte ihres Arztes geben zu lassen.

Wir alle werden älter als die Generation vor uns … sind wir doch dem mythologischen Traum von Unsterblichkeit einige Schritte nähergekommen. Doch wie aus den Mythen bekannt, bleibt das nicht ohne Konsequenzen. Und das Älterwerden bringt durchaus Überraschendes mit sich: Frauen überleben statistisch gesehen ihre Ehemänner beziehungsweise Partner und beginnen in der zweiten Lebenshälfte urplötzlich noch mal ein Leben als lustige Witwe.

Niemand hätte damit gerechnet, dass die Kinder der 60er-Jahre eines Tages auf der Überholspur dermaßen durchstarten. Aufgrund besserer Medizin, vielfältiger Fitnessangebote, Freizeitaktivitäten, finanzieller Unabhängigkeit, moderaten körperlichen Belastungen, durchdachter Ernährungsprogramme, kosmetischer Maßnahmen leben wir nicht nur länger, sondern vor allem genussvoller. Während Jugendlichkeit, Energie, Wissen und Erfahrung von innen kommen und mit Äußerlichkeiten und Falten nicht viel zu tun haben, ist es dennoch erstrebenswert, die abgerockte äußere Fassade an das positive Lebensgefühl, die gefühlte Jugendlichkeit anzupassen. Alte Ruinen wirken zwar am besten in der Abenddämmerung. Aber wir wollen uns auch rundum gut instand gesetzt präsentieren, wenn der Lover das Licht anknipst.

Ich selber liebe es, über 60 zu sein. War ich doch alles andere als ein fröhlicher Teenager! Umso verlockender erscheint mir meine strahlende Zukunft als Golden Girl! Und ich stehe wahrlich nicht allein da, begegnen mir doch landauf, landab gut gepflegte „High Maintenance Ladys“ in der Blüte ihres Lebens, die das Gröbste hinter sich haben und ihr Leben nun bewusst genießen. Und auch da gibt es Begebenheiten, die selbst mich überraschen: Ließ mir doch neulich ein Verehrer von einem Nebentisch im Restaurant eine Rose schicken! Auf mein taktvolles Kopfnicken begab er sich gen Tresen und hauchte im Vorübergehen: „Diese eine rote Rose ist für Sie, weil Sie eine sehr spezielle und äußerst attraktive Lady sind.“ Als er mir ein Glas Champagner schicken ließ und vom Klo zurückkam, sagte ich mit meiner liebreizendsten Stimmlage: „Nein, nein, nein, diese eine Rose ist deshalb hier gelandet, weil du ein ganz mieser, kleiner Angeber bist!“

Mag man in den Zwanzigern und Dreißigern auf Äußerlichkeiten fixiert sein, um die Weitergabe der eigenen DNA sicherzustellen, so sollte man sich doch ab der Mitte des Lebens mehr darauf konzentrieren, was IN den Köpfen potenzieller Partner vor sich geht. Was bedeutet schon die äußere Hülle, wenn Inhalt und Charakter die ganze Person zur Mogelpackung machen?

Und was sich da hinter der aufpolierten Fassade mancher Männer inmitten ihrer Midlife-Crisis verbirgt, ist wirklich ziemlich dramatisch. Den metallicorangen Lotus laut aufheulend einparkend, mit gleich drei iPhones jonglierend, das In-Restaurant enternd, werden die Autoschlüssel auf den Tisch geknallt und lauthals die altbekannte Entourage der alten Gockel begrüßt. Das ist der Kick, den viele suchen: den Motor noch mal voll aufdrehen, Gas geben und den Hengst machen, am liebsten für zwei Weiber! Ey, ich finde das ist ein bisschen sehr billig! Habt ihr schon mal darüber nachgedacht? Wenn ihr schon in dem Alter seid, in dem es schwerer wird, eine

Frau überhaupt zu befriedigen, und der kleine Lümmel nicht immer ganz so will, wie ihr ihn gern hättet, warum wollt ihr euch dann ausgerechnet noch eine zweite ins Bett holen? Wer will zwei verärgerte Bitches zur selben Zeit in der Kiste haben? Und denkt doch mal darüber nach: Ihr könnt es doch eh nicht leiden, NACH dem Sex noch zu plaudern, Bettgeflüster und Liebesschwüre zu liefern, wollt euch am liebsten schnell umdrehen und ausgepumpt hinwegdösen. Und da wollt ihr es mit zwei Frauen aufnehmen, die euch im Duo vollquatschen? Hallooo?

Wer in den Fünfzigern ist und am Ball bleiben will, den erwartet ein breit gefächertes Angebot an Technologien, die es früher gar nicht gab. Für Männer wie für Frauen. Verlockende dermatologische Angebote erlauben sehr viele Maßnahmen, ohne dass man sich unters Messer legen muss. Und damit halten sich die Ladys über Wasser, die stolz kundtun: „Ich habe wirklich gar nichts machen lassen" – womit gemeint ist: „Ich habe nichts wegschneiden lassen." Ein Eingriff muss nicht zwingend eine Operation sein. Zu viel Botox? Da muss ich lachen – wenn ich könnte.

Okay, es hilft, aber es gibt nichts unter Gottes Sonne, was Ihnen 40 Jahre Ehehölle aus der Visage herausbügeln kann. Für manche Leute ist eine Ehe doch so was wie ein Bad in einer zu heißen Wanne: Wenn man nur lang genug stillhält, gewöhnt man sich früher oder später an den Schmerz!

Wir können zwar mit Maßnahmen die ein oder andere Falte aufpolstern lassen, aber das macht uns nicht einen Tag jünger. Wer wir sind, wie alt wir sind, das drückt sich durch unsere Haltung, die Bewegung, die Körperlichkeit, die Stimme, die Sprache, die Persönlichkeit aus. Und es ist ein weitverbreiteter Irrtum zu glauben, dass ein Facelift Jahrzehnte jünger macht. Was nützt es, wenn eine

Greisin faltenfrei gebeugt über den Flur schlurft? „Die sieht aber zusammengeflickt aus", sagt man dann hinterrücks. Oder wie es der Experte formuliert: „Die Kinnlinie ist viel zu stramm gezogen. Wie kann man bei einem Mann mit Haarausfall ein Stirnlifting machen? Der Typ sieht zehn Jahre älter aus!"

Das ist nämlich die Gefahr: von ein bisschen Eingriff hier und da auf die ganz großen, radikalen Maßnahmen umzusteigen und seinem ganz persönlichen Dr. Frankenstein zu verfallen. Man gewöhnt sich an die neu aufgepolsterte Region nach Hyaluron-Unterspritzungen, und das, was vielleicht glatt gebügelt erscheint, wird plötzlich zur Norm. So passt dann die straffe Kinnlinie plötzlich nicht zum erschlafften Doppelkinn. Im Gegenteil, wie bei einer maroden Fassade fällt alles, was nicht ebenso prall saniert wurde, im Vergleich zu den behandelten Partien umso dramatischer auf. Als hätte man bei einer alten Ruine nur eine Hauswand neu gespachtelt und der Rest blieb unverputzt. Bestes Beispiel: uralte Hände zu einem voll aufgeblasenen Hyaluron-Gesicht. Wie sonst konnte es zu den Resultaten eines Richard Gere, einer Meg Ryan, einer Melanie Griffith, eines Sylvester Stallone kommen? Diese Ergebnisse haben ja allesamt mit Schönheit nichts zu tun. Am Ende sieht man sich vor Gericht wieder: Der Patient stramm gezurrt wie eine aufgeplatzte Presswurst, der Arzt am Pranger für eine verpfuschte Visage.

30 Prozent aller Patientinnen, die Dauergast beim Schönheitschirurgen sind, haben einfach zu viel Geld und nichts anderes zu tun. Sie machen die Eingriffe zum Mittelpunkt ihres Lebens und – schlimmer noch – treten in Konkurrenz zu ihren gleichgesinnten, gut situierten Nachbarinnen. Am Ende läuft es auf eine Competition aller Melania Trumps dieser Welt hinaus. Da ist schlau, wer die Reißleine zieht und rechtzeitig aussteigt.

In der Tat: Es gibt Leute, die gut altern, und solche, die schlecht altern. Und genau die, die schlecht altern, sind arm dran. Sie werden von Hollywood nicht gut behandelt, genauso wenig wie solche, die mit mumifizierter Visage rumlaufen.

Ich selbst finde es allzu verständlich, dass man das Beste aus sich machen will. Damit man sich selbst mag, wenn man in den Spiegel schaut. Und nicht immer passt es zusammen. Man wäscht sich fröhlich und gut gelaunt die Hände, blickt in einen schlecht ausgeleuchteten Spiegel und erschrickt zu Tode, weil man das eigene Spiegelbild kaum erkennt.

Gefährlich wird es eben nur, wenn das eigene Projekt zum „work in progress" wird und ein Eingriff den nächsten nach sich zieht. Manche Kolleginnen wechseln dabei den Plastic Surgeon wie andere die Kosmetikerin. Sie gehen einfach dort vorbei, wo gerade ein neuer, populärer Name ins Spiel gebracht wird. Nicht selten durch die Partyszene. Sie vergessen einfach, dass es sich um ernsthafte medizinische Eingriffe und Operationen handelt, die unserem Körper einiges an Selbstheilungskräften abverlangen.

Wenn es darum geht, Abnormitäten zu korrigieren, Deformierungen auszugleichen – wunderbar. Aber wer die Praxis des Schönheitsdocs zu seinem Wohnzimmer macht, schadet sich auf lange Sicht einfach selbst. Irgendwann ist dann nur noch der Fingerabdruck der einzige natürliche Teil des Körpers. Denn das, was gestrafft und gezurrt wurde, altert und hängt ja in naher Zukunft auch irgendwann wieder.

Botoxbehandlungen sind inzwischen so etwas wie ein Besuch im Nagelstudio geworden. Ich würde Laserbehandlungen und Hyaluron-Filler nicht als Operation bezeichnen. Es sind Pflegemaßnahmen, um das vorhandene Material zu erhalten sowie den Alterungsprozess aufzuschieben. Zumal inzwischen nicht nur der Dermatologe, sondern jede Kosmetikerin diese Anwendungen im Programm hat. Was das Ganze gefährlich macht … Ich rate von Botox-to-go-Partys mit Dumpingpreisen in dubiosen Hinterzimmern dringend ab – nicht umsonst haben Mediziner studiert und als Fachkräfte eine ganz andere Basis, andere Erfahrungswerte vorzuweisen als jemand, der sich zwar auf Feuchtigkeitsmasken und Pickelausdrücken versteht, aber über keinerlei medizinisches Grundwissen verfügt.

Immer dort hingehen, wo ein Fachmann nichts anderes praktiziert als genau die Maßnahme, die wir nutzen wollen. Aber neuerdings verabreichen ja auch Tattoo-Studios schon dicke Lippen, und diverse Beautysalons sind inzwischen der reinste Gemischtwarenladen: Von Pediküre über Brazilian Waxing bis Microblading und Anti-Falten-Injektionen wird alles angeboten.

Selbst wer die Basisrundumpflege einmal vollzogen hat, auf den warten ungeahnte Möglichkeiten, um das sanierte Terrain der verbliebenen Landschaft anzugleichen. Schließlich ist es doch so: Je glatter und perfekter ein gewisses Areal hergerichtet ist, desto stärker springt ins Auge, was noch unbeackert ist. Das ist wie bei der Gartenarbeit: Neben dem frisch gemähten Rasen sticht das sprießende Unkraut in der Blumenrabatte umso mehr hervor. Und am Ende geht es dann ans Mona-Lisa-Lifting – nach der Brustvergrößerung weltweit angeblich eine der häufigsten Eingriffe bei all den Schönheitschirurgen der Welt: ein vaginaler Laser-Verjüngungseingriff, welcher in den privilegiertesten Kreisen blitzschnell Kultstatus erlangt hat. Wenn man überprüfen möchte, ob es wirklich einen Vorher-nachher-Effekt gibt, sollte man zumindest das Experiment wagen und den Partner seines Vertrauens zu einem Free Ride einladen! So weit wäre die Gesellschaft sicher nicht gekommen, würden nicht bereits junge Menschen das Schönheitsideal im Genitalbereich aus der Pornoindustrie herleiten. Und Obacht: Am meisten gefährdet sind all die Töchter jener Mütter, die wir hier ins Visier nehmen. Buhlt man doch bereits um den Markt der 14-Jährigen, wenn es um Nasen-OPs und Brustkorrekturen geht.

In unserer Gesellschaft zählt das Aussehen mehr, als es so manchem lieb ist. Denn fabelhaft auszusehen bedeutet, sich fabelhaft zu fühlen. Und sich fabelhaft zu fühlen bedeutet einen massiven Schub fürs Selbstbewusstsein. Egal in welchem Alter.

Ein Kleid mag eines Tages aus der Mode gekommen sein, der alte Mantel abgetragen, aber mit einer neuen Nase lebt es sich für immer. Und darum will so mancher Teenager gut gerüstet das Studium antreten und alle ethnischen Merkmale bereits in der Mülltonne wissen. Warum dieser Boom? Zufriedene Frauen versprechen ein glückliches Zuhause mit einer ebensolchen Familie. Sie sind bessere Nachbarinnen, Kolleginnen, Chefinnen und Freundinnen. Positive Energie und Selbstvertrauen springen so schnell wie ein Buschfeuer auf andere über. Sie werden zum Magnet für andere positive Menschen. Und so erhoffen wir uns eine generelle Aufwertung unseres Lebens.

Die Folge ist, dass für viele Frauen der wichtigste Partner im Leben der Schönheitschirurg geworden ist. Im Gegensatz zu vielen anderen Aktivitäten, wie zum Beispiel fotografieren, gärtnern, schneidern, reparieren, malern, zeichnen, musizieren, ist dieser Mann als Experte auf einem Gebiet tätig, auf dem wir in keinster Weise konkurrieren können. Wir sind ihm total ausgeliefert. Dieser Mann hält unser Aussehen, unser Image, unser Gesicht sozusagen in seinen goldenen Händen. Mit dem Resultat seiner Arbeit gehen wir durchs Leben.

Deshalb ist das A und O die Wahl des richtigen Doktors. Denn anders als beim Frisör wachsen sich seine Fehler nicht aus. Ein verpfuschter Haarschnitt ist nichts gegen eine verhunzte Visage. Ein Kleid, das uns zu Hause plötzlich nicht mehr gefällt, kann immerhin umgetauscht werden. Aber mit misslungenen Botoxinjektionen setzen wir uns für das nächste halbe Jahr tagtäglich dem Gespött anderer aus.

Bei der Wahl unseres Chirurgen und Dermatologen haben wir folglich nur einen Schuss! Wir MÜSSEN die richtige Entscheidung treffen und dürfen unter keinen Umständen Fehler machen, geht es doch ansonsten blitzschnell in einer Spirale nach unten. Und inmitten des gut gesättigten Marktes der Schönheitschirurgie ist unsere Wahl eine gigantische Aufgabe. Je mehr Auswahl wir haben, desto größer die Gefahr, dass wir danebenliegen.

Es gibt jede Menge Ladys, die ein heimliches Verhältnis mit ihrem Schönheitsdoktor haben, will sagen, die sich weigern, Auskünfte zu erteilen sowie Empfehlungen auszusprechen. Wir alle kennen sie: die Frau, die uns doch glatt verkaufen will, ihre perfekte Haut sei einem Detox-Urlaub auf St. Barth zuzuschreiben, während sie in Wahrheit im St Barts Medical Centre ein schmerzhaftes Vampirlifting hinter sich hat.

Früher hingen am Bahnhof Zoo die Junkies herum und haben sich in dunklen Hausfluren einen Schuss gesetzt. Heute besuchen die Botox-Dealer die schicksten Partys und behandeln ihre Patientinnen mit Injektionen im Halbdunkel auf dem Klo.

Nehmen Sie Tara Reid und Courtney Love: Opfer der Schönheitschirurgie. Wie können Hollywoodstars mit all dem Geld der Welt mit der Wahl ihres Chirurgen so danebenliegen? Ich glaube ja, sie machen einfach nicht ihre Hausarbeiten!

7 TIPPS ZUR DOKTORWAHL

1. *Fragen Sie jeden, der Ihnen mit dem Thema vertraut erscheint.*
Auch jene, mit den verpfuschten Visagen, dann wissen Sie wenigstens, wo sie NICHT hingehen sollten.

2. *Fragen Sie Ihren Frisör.*
Er hat viel Elend gesehen. Narben hinter den Ohren Tag für Tag. Er ist ein Experte, der gute Resultate von schlechten unterscheiden kann. Und er verfügt über Namen, Adressen und Telefonnummern.

3. *Fragen Sie Ihren Hausarzt.*
Denn bei ihm laufen die Opfer auf. Die mit den irreparablen Spätfolgen. Er hat all die Horrorgeschichten gesehen, genauso die Erfolge. Hier finden sich die suppenden Narben, die eingerissenen Nähte und die nicht heilen wollenden Blutergüsse ein. Wenn er Anstand hat, schickt er Sie zum Spezialisten und legt nicht selbst Hand an. Geht der Trend doch dahin, dass der Orthopäde Beautyspritzen verteilt, der Gynäkologe Brüste vergrößert und der Dermatologe Lidstraffungen vornimmt.

4. *Fragen Sie Freunde und Bekannte.*
Das halte ich für zivilisierter, als auf einem Empfang wildfremde Menschen auf die gerade neu gemachten Brüste anzusprechen, die taufrisch aus dem Dekolleté herausspringen. Wobei es heute nicht mal mehr unüblich ist, das Silikon herauszuholen und es anfassen zu lassen, damit man sich für die Erfolge gelungener Brüste feiern lassen kann. Denn nicht nur wie es aussieht, sondern insbesondere wie es sich anfühlt, entscheidet über die Qualität des Eingriffs.

Wenn Ihnen also auf einer Party ein loses Luder begegnet, welches die neu angeschraubten Brüste herumreicht, dann lassen Sie sich am besten auch gleich die Narben zeigen. Es gibt auch eine Rückansicht der Implantate, das heißt quasi ein Blick hinter den Schrank, unter das Bett, um genau dort mit dem Zeigefinger entlangzufahren, wo die kritische Naht sich befindet. Dann wissen Sie Bescheid, sollten Telefonnummern austauschen und den Doktor recherchieren. Wenn Frauen gut gemachte neue Brüste haben, sind sie high, euphorisiert und glücklich, alle Geheimnisse der Prozedur zu teilen, quasi wie mit einem neu geborenen Baby. Sie rücken mit stramm geschlitzten, neu gelifteten Augenlidern und hochgespritzten Wangenknochen die Visitenkarte des Arztes heraus, während sie ansonsten jedem erzählen, sie hätten „absolut nichts machen lassen".

5. Fragen Sie das Internet!

Das Schöne daran ist: Das Netz kennt keine Moral. Darum alle Ärzte herausfiltern, die Prozesse, Skandale und Verfahren am Hals haben. Das Internet ist unser Freund, wenn es darum geht, verpfuschte Visagen aufzudecken, schlechte Plastic Surgery zu entlarven und alle ausfindig zu machen, die dafür am Pranger stehen. Grenzen Sie diese Ergebnisse dann auf Ihre Region ein, also zum Beispiel „Bester Schönheitschirurg in Brieselang", und finden Sie mittels der Sterne Empfehlungen und Websites mit den besten Ratings heraus.

6. Fragen Sie eine bekennende Verleugnerin à la „Ich esse nur Ananas und trinke viel Wasser".

Am besten erkundigen Sie sich direkt nach ihrem Chirurgen – das ist in meinen Augen eine wunderbare Strategie. Gehen Sie einfach auf eine frisch gepeelte, aufgespritzte, hochgetunte Dame zu und fragen Sie sie direkt: „Ich möchte auch so gut wie Sie aussehen, verraten Sie mir Ihren Arzt?"

7. Die Formel …

… „Selbsterniedrigung + Schmeichelei = gewünschtes Ergebnis" funktioniert immer. Damit habe ich auch schon Richter am Finanzgericht Cottbus in die Knie gezwungen.

Auf diese Weise haben Sie nun einige Kandidaten in die engere Auswahl genommen und können eventuell sogar schon Ihren Favoriten ausmachen.

Nun geht es ans Verifizieren. Überprüfen. Auschecken. Durchleuchten. Zunächst über offizielle Foren, Vereinigungen, Dachverbände, Blogs, Fachzeitschriften, Presseorgane. Wie viele Jahre Erfahrung hat er auf seinem Fachgebiet? Genauso wie sie für eine Haartransplantation nicht zu einem Zahnarzt gehen, wollen Sie sich auch nicht von einem Orthopäden die Nase richten lassen. Das Terrain der Fachärzte überlappt sich in sämtlichen Bereichen, nachdem alle etwas vom großen Kuchen der Schönheitschirurgie abhaben wollen. Zahnärzte spritzen Lippen auf, Hautärzte straffen Oberlider, HNO-Chirurgen operieren Nasen ... Ich rate davon ab! Wozu gibt es Fachleute, wenn sie nicht auf ihrem speziellen Gebiet zum Einsatz kommen? Sie würden ja auch keinen Klempner bestellen, wenn Sie Ihr Dach neu decken lassen wollen. Deshalb geht man auch nicht zum Gynäkologen, wenn man eine Brustvergrößerung will. Um die Mitesser an der Nasenwurzel zu entfernen, ja, da gehen Sie zum Dermatologen. Aber um die Nasenspitze ein wenig begradigen zu lassen, suchen Sie bitte einen Facharzt für Chirurgie auf, der 100.000 Nasen vor Ihrer begradigt hat, und weiß, was zu tun ist, wenn Ihr Knorpel sich eigentümlich verhält.

Nachdem Sie also Ihren Favoriten durchleuchtet und festgestellt haben, dass ihm zehn Jahre Praxis ohne juristische Probleme, Shitstorms und Skandale eine tadellose Expertise ausstellen, inspizieren Sie seine Website. Denn es geht bei diesem Spezialisten letztendlich um guten Geschmack! Um Äußerlichkeit und Stilempfinden. Was nützt Ihnen die beste CV, wenn die Homepage aussieht wie ein Balkanpuff und das Empfangspersonal wie die aufgespritzten Versuchskaninchen des Chirurgen? Hier kommt Fingerspitzengefühl zum Tragen. Und damit letztendlich das Entscheidende, denn es geht um Ihren Look. Hat sein Kundenstamm angeschraubte XXL-Melonen? Verlassen seine Kundinnen die Praxis mit einem Duckface und Schlauchbootlippen? Womit wirbt er? Was sind seine Aushängeschilder? Montiert er schmalen, blonden Nordeuropäerinnen einen Brazilian Butt an, der gar nicht zum Typus passt? Wie wird man als potenzieller Interessent empfangen? Gibt es eine Galerie mit Vorher-nachher-Bildern? Wenn nicht, was hat er zu verbergen? Wer sind seine Testimonials? Wie sieht er selbst aus? Ist er ein Injektionsjunkie? Sieht er aus wie Dorian Gray oder Frankenstein? Ist er selbst sein bester Kunde? Gibt es dankbare Einträge und Bewertungen seiner Kundinnen, authentische Erlebnisberichte und positives Feedback? Denn in welchem Geschäft geht es mehr um Präsentation als beim Schönheitschirurgen? Und wenn dieser nicht mal versteht, sich selbst geschmackvoll zu inszenieren, was haben Sie dann von seinen Eingriffen und Entscheidungen zu erwarten?

Nun rufen Sie die Praxis an. Ganz wichtig: Wie ist der Umgang mit Ihnen als potenzieller Kundin? Wie werden Sie empfangen und behandelt? Freundlich und hilfsbereit oder schnippisch und bevormundend? Wenn Sie es mit einem rüden, abwesenden, seelenlosen Roboter zu tun haben wollen, dann können Sie sich auch von einer sedierten Verkäuferin bei Chanel beraten lassen. In der Praxis eines Schönheitschirurgen wollen Sie mit Respekt behandelt werden. Werden Sie in der Warteschleife totgestellt? Und zwar so lange, bis es sie ankotzt? Lange genug, bis Sie einhängen? Hat er nicht mal die Telefonanlage im Griff und beschäftigt er minderjährige Azubis, die mit ihrer gepiercten Zunge kaum zu verstehen sind? Oder schenkt man Ihnen die gebührende Aufmerksamkeit und das nötige Einfühlungsvermögen? Dann erst, nämlich wenn Sie sich wohlfühlen, machen Sie einen Termin. Eine Verabredung für eine zeitnahe Konsultation.

Wenn Sie schließlich Ihren bevorzugten Arzt von Angesicht zu Angesicht treffen, haben Sie immer noch die Chance, sich gegen ihn zu entscheiden. Auch ganz wichtig: Hält er dem stand, was er online verspricht? Ja, SIE entscheiden, wie sein Büro, seine Praxis, seine Empfangsräume in Schuss sind, welche Vorkehrungen und Facilitys er geschaffen hat. Sie sind ja nicht beim Fleischer.

Falls im Warteraum andere Patienten sitzen, welchen Eindruck machen sie? Zufrieden? Unzufrieden? Verpfuscht? Zusammengetackert? Glauben Sie mir: Unzufriedene, enttäuschte Patienten sind beim Schönheitschirurgen nur allzu gern bereit, von ihren Erfahrungen zu berichten. Von bequemer, aseptisch sauberer, exzellenter Ausstattung mit aktuellen Magazinen, akkurat sortiert, beruhigender Musikschleife, geschmackvoller Dekoration brauchen wir gar nicht zu reden. Schließlich werden Sie als zufriedene Patientin viel, viel Zeit in diesen Räumlichkeiten verbringen. Und jeder Aspekt Ihres Aufenthalts dort sollte angenehm und wohltuend sein. Dreckige Kaffeetassen mögen sich daheim in Ihrer Spüle stapeln, hier jedoch zahlen SIE, und dazu gehört ein exzellenter Rundumservice mit Hygienestandards auf höchstem Niveau.

UND HIER NUN MEINE NOT-TO-DOS

1. *Lassen Sie sich nicht verführen von Anzeigen über Dumpingpreise à la: „Liposuction – 3 Bereiche zum Preis von einem!“*

2. *Wenn es um die Wahl des Chirurgen und Ihr Aussehen geht, ist das keinesfalls der richtige Moment, um auf Schnäppchenjagd zu gehen.*

3. Ärzte wissen sehr genau, was sie wert sind, und sie werden eine Preisliste aufgrund ihrer Qualifikation erstellen. Wenn diese nicht seriös ist, ist es der Arzt auch nicht. Glauben Sie mir: Es wird einem im Leben nichts geschenkt, und ob es nun um Schuhwerk oder Chirurgen geht, Qualität gibt es nicht gratis. Eine Brustvergrößerung zum Schnäppchenpreis? Einen Brazilian-Butt-Lift mit Lippenvergrößerung als Gratiszugabe? Zwei Maßnahmen zum Preis von einer? Wollen Sie wirklich auf dem Fleischmarkt als Low-Budget-Sonderposten ausgestellt werden? Am Ende müssen Sie nach zwölf Monaten doppelt so viel hinblättern, damit die Implantate wieder entfernt werden.

Es gibt diesen Trend von Surgery-Safaris, bei denen zu Dumpingpreisen Freundinnen im Pulk nach Asien, Lateinamerika oder in den Ostblock reisen, um sich die Fettschürze zum Gruppenpreis absaugen zu lassen. Quasi im Sixpack. Die Fetteste und Hässlichste wird gratis operiert, weil die Schönste und Jüngste fünf Kolleginnen mitgebracht hat, die auch eine Generalüberholung nötig haben. Finger weg, sag ich nur! Ich habe Anzeigen gesehen, bei denen ein Wellnessurlaub in Thailand mit einer Kreuzfahrt und einem Midfacelift oder wahlweise Nasenkorrektur kombiniert wird. Ich halte nichts von Operationen im Ausland. Wie kommen Sie da wieder hin, wenn was schiefgeht? Man beherrscht die Sprache nicht, geschweige denn, dass man mit den Krankenschwestern im Halbkoma fachsimpeln kann.

Sie werden, wenn Sie daheim sitzen und langfristige Beschwerden haben, keinen Kontakt mehr haben, keine Chance, sich im Nachhinein behandeln zu lassen und das langfristige Ergebnis begutachten zu lassen. Und was nützt es Ihnen, wenn Sie ein Facelift in einem Entwicklungsland vornehmen lassen, mit den Ohren am Hinterkopf aufwachen und für die Nachsorge dreimal hin und her fliegen müssen, um den Doktor in Kolumbien zu verklagen?

Lieber zur besten Koryphäe am Platz gehen, einmal tief in die Tasche greifen, einen Stoßseufzer zum Himmel schicken und sich am Ende über die richtige Entscheidung freuen und das zufriedenstellende Ergebnis genießen.

4. *Eingriffe langfristig planen und ein Extrakonto dafür anlegen!*
   - *Die Liposuction einmal rundum? Das entspricht dem Wert eines neuen Luxusbadezimmers.*
   - *Eine Brustverkleinerung? Legen Sie dafür so viel beiseite wie für eine Hochzeitsreise nach Paris.*
   - *Ein Jahr Botox und Hyaluron-Aufpolsterung? Verschieben Sie Ihre Kreuzfahrt mit der MS Europa auf später.*

Setzen Sie Prioritäten! Wollen Sie ein neues Gesicht oder ein neues Gartenhaus? Meine Meinung: Es ist besser, mit einem neu polierten Gesicht aus einem altem VW Käfer auszusteigen, als mit einem alten Gesicht in einem Bentley zu sitzen. Wie der berühmte Architekt Mies van der Rohe einst sagte: „God is in the details."

Wenn es also um die Wahl Ihres Schönheitschirurgen geht, nehmen Sie ihn genauso unter die Lupe wie er hoffentlich jede einzelne Ihrer Poren. Denn ein um 0,5 Millimeter falsch gesetzter Stich kann ein Gesicht zur Fratze werden lassen. Dann wird Ihnen nichts anderes übrig bleiben, als sich an Halloween mit einem Streichholz im Mund unauffällig hinter der Gardine unter Ihre Kürbisse auf dem Fenstersims zu mischen.

GEISTIGE & KÖRPERLICHE FITNESS

ENDLICH ZEIT FÜR DIE BUCKET-LIST: ÜBER 200 VORSCHLÄGE FÜR NEUE PASSIONEN

Kennen wir nicht alle Menschen, die äußerlich alles zu besitzen scheinen und dennoch wie erloschen vor sich hin existieren? Ohne Feuer, Inspiration, Begeisterung, Engagement oder Einsatz für die Sache? Und das schon mit 20!

Es ist alles eine Frage der Passion. Je älter wir werden, desto mehr rücken diese Passionen in den Mittelpunkt. Nur weil man 70 ist, heißt das noch lange nicht, dass man nicht mehr swingt – dass man als Person nicht groovt. Und selbst wenn der Groove daraus besteht, im Altenheim alle Gebisse auf den Tisch zu werfen, die Damen mit verbundenen Augen eines auswählen zu lassen und mit dem dazugehörigen Besitzer ein Puzzle zu legen!

Apropos Puzzeln: Vergessen Sie das Puzzeln nicht, es bietet viele großartige und ungeahnte Möglichkeiten, ob allein, zusammen mit den Enkeln oder in der Gruppe. Fördert es doch Gespräche, schult Sozialverhalten, Konzentration und Haptik. Denn die Magie des Puzzelns steckt in dem immensen Zeitaufwand, dessen es bedarf – und das Geschenk der Zeit ist ein Luxus, um den uns die Jugend beneidet! Also Leute, puzzelt mehr!

Der 60. Geburtstag ist ein Meilenstein im Leben jeder Frau. Am 50. Geburtstag sind die meisten von uns dagegen wahrlich auf dem Zenit: Sie haben viele Ziele verfolgt, eine Familie gegründet, Verantwortung übernommen, oftmals schon Enkelkinder, sie haben Karriere gemacht, einen Freundeskreis und Wegbegleiter gefunden, Berufserfahrungen, Verbindungen und Kontakte gesammelt. Nicht wenige von uns fragen sich an diesem Geburtstag: „Wo sind bloß all die Jahre geblieben?" Allerdings ist der 50. Geburtstag kein so einschneidendes Ereignis wie der 60. Plötzlich stellen wir uns ganz neue Fragen: Darf ich wirklich noch Jeans tragen? Kann ich denn noch mal einen Marathon laufen? Verliere ich jemals wieder diese vermaledeiten zehn Pfund, die ich mir in der Menopause angefressen habe? Werde ich nun auf der Stelle unsichtbar sein? Nicht zu vergessen, dass viele von uns das Gefühl haben, ihre Welt würde komplett verloren gehen. Scheidung, Todesfälle, Verluste, Krankheit, Wegfallen des Arbeitsumfelds, Familienstreitigkeiten, Zukunftsangst, Ruhestand … Werden wir überhaupt noch gebraucht, und wie kommen wir finanziell zurecht?

Gott sei Dank ist 60 das neue 40. Aber: Es klingt einfach nicht sehr verlockend, 60 zu sein. Doch rund 1,2 Millionen Menschen allein in Deutschland sind es! Wir erleben also alles andere als ein Einzelschicksal, und das macht uns zur stärksten Community überhaupt. Unsere Ängste und Hoffnungen auszubalancieren, das ist die Herausforderung dieser neuen Dekade.

Bei den meisten standen ein Leben lang andere im Fokus: die Familie, Angehörige, Kollegen, Partner – nun rücken endlich wir in den Mittelpunkt, und das ist eine riesige Chance. Sich für die Bedürfnisse anderer aufzuopfern hat uns jahrzehntelang in der Entfaltung behindert, oftmals dazu geführt, sich gar nicht erst zu fragen, was man persönlich eigentlich für sich will.

In den Sechzigern sind wir endlich frei. Genau dasselbe Gefühl wie damals, als wir 18 waren und den Führerschein zum Abitur bekamen. Und 95 sind wir auch noch nicht! 35 Jahre voller Chancen und Möglichkeiten in Freiheit, was für ein Geschenk! Hegen und pflegen Sie sich körperlich, mental, physisch und spirituell – wo Sie doch jetzt endlich Zeit dafür haben! Ich verspreche Ihnen, Sie werden die Uhr Jahrzehnte zurückdrehen, denn ja, 60 ist das neue 40! Seien Sie stolz auf sich und das, was Sie erreicht haben. Lachen Sie viel und niemals nach innen, denn das verursacht Blähungen! Altern ist nichts anderes als das, was wir tun, seit wir drei Jahre alt sind! Egal ob 50, 60 oder 70 – halten Sie Ausschau nach Zufriedenheit und innerer Harmonie!

Wenn es um Hobbys geht, sortieren Sie diese nach Steckenpferden, die man allein ausüben kann, und solchen, die man in der Gruppe betreibt. Am besten beides!

Wann haben Sie das letzte Mal daran gedacht, sich endlich aufzuschwingen und das nachzuholen, was Sie bisher verpasst, verloren oder vergessen haben? Ob neue Horizonte in der Liebe, ob Träume, Reisen, Enkelkinder oder eine zweite Karriere … die Zeit dafür ist auf jeden Fall vorhanden! Und damit Sie nicht etwa auch nur ansatzweise ein Gefühl von Langeweile bekommen, mache ich Ihnen hier 200 Vorschläge für neue Passionen, um auf Menschen, Communitys und Freunde zu stoßen, neue Horizonte zu erobern, Einsamkeit und Leere zu vertreiben und sich neu zu erfinden.

Kaufen Sie sich ein Journal, und tragen Sie dort alle kleinen Schritte in die neue Richtung ein, brainstormen Sie, nehmen Sie sich Zeit für sich und Ihre Gedanken, horchen Sie in sich hinein, und legen Sie all das frei, was in Ihnen bislang verborgen war! Sie sollten die Gelegenheit nutzen und neue Passionen einfach testen: Gehen Sie halt mal mit Freunden auf die Bowlingbahn, kaufen Sie sich eine Nähmaschine, schreiben Sie Gedichte, versuchen Sie sich an Fotografie, besuchen Sie Katzenausstellungen, organisieren Sie eine Kleidertauschbörse, bauen Sie Ihr eigenes Gemüse an … Nur jene haben verloren, die gar nicht erst antreten!

Hier nun Ihr Aktionsplan für eine neue Zukunft: von A–Z

A

AHNENFORSCHUNG BETREIBEN
ALTE AUTOS HERRICHTEN
ANGELN
ANTIQUARISCHE BÜCHER, SCHALLPLATTEN, GRAMMOPHONE SAMMELN
ANTIQUITÄTENMÄRKTE BESUCHEN
AQUARELLE MALEN
AQUARIUM ANLEGEN
ARCHIVIEREN
ASTROLOGIE LERNEN
AUKTIONEN BESUCHEN
AUSMISTEN

B

BACKKURS BELEGEN
BADMINTON SPIELEN
BASTELN: LICHTERKETTEN, WEIHNACHTSDEKO, OSTEREIER …
BAUCHTANZ LERNEN
BAZAR ORGANISIEREN
BERGWANDERN
BIBLIOTHEK AUFBAUEN
BILDUNGSREISE BUCHEN
BLOGGEN
BLUMEN STECKEN
BLUMEN ZÜCHTEN
BOGENSCHIESSEN
BOULDERN
BOWLING
BRIDGE LERNEN
BUCHCLUB BEITRETEN

C

CAMPEN GEHEN
CHATTEN
CHORSINGEN
COMPUTERKURS BESUCHEN
CUP-CAKE-VERKAUF ORGANISIEREN

D

DAMENBLASKAPELLE BEITRETEN
DAMPFERFAHRTEN UNTERNEHMEN
DARTS SPIELEN
DAS EIGENE BUNDESLAND ERKUNDEN
DAS PERFEKTE DINNER KOCHEN
DEUTSCHLAND UND SEINE BUNDESLÄNDER ENTDECKEN
DIY-PROJEKTE PLANEN
DVD-ABENDE ORGANISIEREN

E

EISLAUFEN
EISSTOCKSCHIESSEN
EXTRACHOR DER OPER BEITRETEN

F

FAHRRADTOUREN
FAMILIENREZEPTE ARCHIVIEREN

FAMILIENSTAMMBAUM ANLEGEN
FASCINATORS / HÜTE KREIEREN
FERNREISEN: VON LOS ANGELES BIS ASIEN
FESTIVALS BESUCHEN: VON LOLLAPALOOZA BIS GLYNDEBOURNE
FESTSPIELE BESUCHEN: VON SALZBURG BIS BAYREUTH
FILME DREHEN
FILME SCHAUEN
FILZEN
FLOHMÄRKTE BESUCHEN
FLOHMARKTSTAND ORGANISIEREN
FLORISTIK BETREIBEN
FOTOALBEN ANLEGEN
FOTOGRAFIEREN LERNEN

G

GALERIEN BESUCHEN
GARAGENFLOHMARKT ORGANISIEREN
GARTENHAUS / SCHEUNE AUSBAUEN
GARTENREISE BUCHEN
GARTENTEICH ANLEGEN
GÄRTNERN IN ALLEN VARIANTEN
GEDICHTE SCHREIBEN
GEMÜSE ANBAUEN
GENUSSREISEN
GOSPELCHOR BEITRETEN

H/I/J

HÄKELN
HANDARBEITEN ALLER ART
HAUSMUSIK
HAUSTIER ANSCHAFFEN
HEIMATVEREIN BEITRETEN
HEIMKINO EINBAUEN
HEISSLUFTBALLON FAHREN
HOCHBEET ANLEGEN
HUNDEAUSSTELLUNG BESUCHEN
IMKERN
JAGDSCHEIN MACHEN

K

KAFFEEKLATSCHRUNDEN ORGANISIEREN / BESUCHEN
KALESCHEN FAHREN
KANU FAHREN
KARTENTRICKS
KATZENAUSSTELLUNG BESUCHEN
KEGELN
KELTERN LERNEN
KINDERBETREUUNG ANBIETEN
KINOBESUCH
KIRCHEN BESICHTIGEN
KLEIDERTAUSCH ORGANISIEREN
KLÖPPELN
KNÜPFEN
KOCHBUCH SCHREIBEN
KOCHKURS BELEGEN
KONZERTBESUCH
KONZERTREISE
KRAFTTRAINING / AEROBIC / STEPPER
KREUZFAHRTEN
KREUZWORTRÄTSEL MACHEN
KRIMIS LESEN
KÜRBISSE ZÜCHTEN UND SCHNITZEN
KURZGESCHICHTEN SCHREIBEN
KUTSCHENFAHRKURS BELEGEN

L

LAIENTHEATER BEITRETEN
LANGLAUFEN
LEGO SPIELEN: FÜR JUNG UND ALT
LEIHOMAS ORGANISIEREN
LESUNGEN BESUCHEN
LINEDANCE
LITERATURZIRKEL GRÜNDEN
LOIRE-SCHLÖSSER BEREISEN

M

MALKURSE BESUCHEN
MÄRCHENERZÄHLER WERDEN
MARMELADE EINKOCHEN
MEDITIEREN
MESSEN BESUCHEN: VON INTERBOOT BIS GRÜNE WOCHE
MÖBEL RESTAURIEREN
MODELLBAU
MODELLEISENBAHN ANLEGEN
MODENSCHAUEN BESUCHEN
MOTORBOOTFÜHRERSCHEIN MACHEN
MUNDHARMONIKA SPIELEN LERNEN
MUSEUMSBESUCHE

N

NACHBARSCHFTSHILFE ORGANISIEREN
NACHHILFE FÜR KINDER ANBIETEN
NÄHKURS BESUCHEN
NÄHMASCHINE ANSCHAFFEN

O

OLDTIMER SAMMELN
OPEN UNIVERSITY
OPERN BESUCHEN
ORGANISATIONEN BEITRETEN WIE ROTARIER-CLUB

P/Q

PAPIER FALTEN
PERDERENNEN BESUCHEN
PILATES
POKERABEND ORGANISIEREN
PONY ANSCHAFFEN
PUPPEN SAMMELN
PUZZELN
QUILTEN

R

RASSEHUNDE ZÜCHTEN
REISEN IN DIE NEUN NACHBARLÄNDER, DIE UNS UMGEBEN
REITEN LERNEN
ROCKABILLY-NOSTALGIE-COMMUNITY BEITRETEN
ROCKKONZERTE BESUCHEN
ROLLSCHUH FAHREN
RUDERN
RUMTOPF EINLEGEN

S

SAMMLUNGEN ANLEGEN: VON SAMMELTASSEN ÜBER PORZELLANFIGUREN BIS ALTE SPITZENDECKCHEN ODER BIERKRÜGE
SAMMLUNGEN AUFBAUEN: VON SCHALLPLATTEN ÜBER BRIEFMARKEN BIS PUPPENSTUBEN

SAUNACLUB BEITRETEN
SCHACH SPIELEN
SCHLITTEN FAHREN
SCHMUCK HERSTELLEN
SCHNITZEN
SCHREIBWERKSTATT BESUCHEN
SCHÜRZEN NÄHEN UND VERKAUFEN
SCHWIMMEN
SEGELN LERNEN
SERIEN SCHAUEN
SERVIETTENTECHNIK
SOCIAL-MEDIA-AKTIVITÄTEN: INSTAGRAM, PINTEREST, FACEBOOK …
SOMMELIER WERDEN
SORTIEREN, WAS MAN SCHON HAT
SPAZIERENGEHEN
SPIELEABEND ORGANISIEREN
SPRACHEN LERNEN: ONLINE, VISUELL ODER MIT ROSETTA STONE
STÄDTETOUREN PLANEN
STAMMTISCH ORGANISIEREN
STATISTERIE FÜR FILM UND TV BEITRETEN
STERNE GUCKEN
STICKEN
STRANDURLAUB BUCHEN
STRICKEN
SUDOKU

T

TANGOABENDE BESUCHEN
TANZSCHULE BESUCHEN
TAROTKARTEN LEGEN
TED-CONFERENCES ONLINE BESUCHEN
TELEFONIEREN
THAIMASSAGE BUCHEN
THEATERABO ABSCHLIESSEN
THEATERCLUB BEITRETEN
TIEFSEETAUCHEN
TISCHTENNIS SPIELEN
TONTAUBEN SCHIESSEN
TÖPFERN

V

VENEDIG BESUCHEN
VIDEOS SCHNEIDEN
VOLKSHOCHSCHULKATALOG DURCHSTÖBERN
VOLKSTANZGRUPPE BEITRETEN
VORLESESTUNDE FÜR KINDER ANBIETEN

W

WALKEN
WEIGHT WATCHERS BEITRETEN
WEIN ANBAUEN
WEINPROBEN BESUCHEN
WELTREISE BUCHEN

Y/Z

YOGAKURS BELEGEN
ZAUBERN LERNEN
ZEICHNEN
ZIERFISCHE ZÜCHTEN
ZOO BESUCHEN
ZUMBA

… UND NATÜRLICH DIE KÖNIGSDISZIPLIN: SPIELEN SIE GOLF!

SEX UND DER VIEL, VIEL, VIEL JÜNGERE LIEBHABER

Das Interessante an all den Geschichten um jüngere Liebhaber ist, dass es immer der Jahrzehnte jüngere Mann ist, der auf die FML (Frau in der Mitte des Lebens) zugeht. All meine Freunde, die inzwischen geschieden sind, haben sich in der Phase ihrer neu gewonnenen Freiheit was Attraktives, Jüngeres gesucht. Ich glaube, dies ist Teil der inneren Befreiung. Man erinnert sich an Clublife, Nachtleben, unbefangene Partys, und das Leben ist plötzlich wieder full of music. Eine Ü40-Party mit Old-School-Disco kann wirklich zum Sprung in ein neues Leben werden. Plötzlich tanzt man wieder … Beflügelnde Emotionen, Glücksgefühle, die wir zwischen 20 und 30 auf der Tanzfläche verspürten, verleihen uns unerwartet Flügel.

Mit einem Begleiter diese Zeit zu teilen, die uns Erinnerungen an Romantik und völliges Losgelöstsein schenkt, ist ein wahrer Jungbrunnen. Eine seelische Entgiftung, die uns einen Hormonrausch beschert, der uns wieder zu Jugendlichen macht! Zurückversetzt in die Zeit, als wir unverletzt waren, pur, bevor uns all diese schrecklichen Demütigungen und Enttäuschungen widerfahren sind, die in Beziehungen über uns hereinbrechen. Wir fühlen uns befreit vom Ballast – wie neu geboren. Natürlich will man davon mehr … und die Dating-Erfahrungen nach einer Trennung bescherten mir stets jede Menge attraktive, wesentlich jüngere Männer. Und damit stehe ich nicht allein da.

Nun, die Mehrzahl aller 50-plus-Männer finden Partnerinnen ihres eigenen Alters alles andere als attraktiv. Sie halten Ausschau nach der 25-Jährigen, lassen sich hinreißen zu all diesen zahllosen Paarungen, bei denen man denkt: „Mein Gott, das könnte doch seine eigene Tochter, wenn nicht gar die Enkelin sein." Kaum verwunderlich, denn eine Frau über 50 hat für Männer oftmals etwas Mütterliches an sich. Es ist zu erwarten, dass sie gut kocht und ihren Haushalt im Griff hat. Für Männer auf Freiersfüßen ist das nicht unbedingt sexy.

Ein wesentlich jüngerer Mann hingegen sieht in der Nähe zu einer älteren, attraktiven MILF ein exotisches Abenteuer. Die erfahrene Frau eben, von der er noch etwas lernen kann. Die keine Tabus kennt, die finanziell unabhängig ihre Frau steht, die ihn nicht wegen Kohle anhaut, mit der man über alles reden kann und die gute Ratschläge und Connections hat. Hier kann ein 30-jähriger Hengst Erfahrungen sammeln, sich beweisen. So verschaffen sich die jüngeren Liebhaber auch mental Zugang zu einer neuen Welt, zu einem Abenteuer, das seinesgleichen sucht. Experimente. Zügellosigkeit. Erfahrung. Führung. Souveränität. Und warum auch nicht? Heutzutage bedeutet, eine Dekade älter zu sein, keineswegs, einen gruseligen Körper zu haben, buckelig zu sein und mit einer Fettschürze rumzurennen. Wer ein Leben lang auf seine Ernährung geachtet und trainiert hat, wer seinen Körper kennt, ihn pflegt und die Errungenschaften moderner Hautpflege anwendet, sieht in der Mitte des Lebens besser aus als manche Azubi, die wie eine tätowierte Aushilfspharaonin mit Brettwimpern und dick aufgetragenem Chicogo-Make-up – immer matt – maskiert ist.

Hinzu kommt die finanzielle Unabhängigkeit. Wir schlagen die Kerle nicht mehr in die Flucht, weil sie Angst vor Verbindlichkeiten bekommen. Wir versprechen Vergnügungen ohne Verpflichtungen. Free Rides sozusagen. Wir liegen am Wochenende nicht heulend im Bett, weil ER nicht anruft. Wir sind nicht auf der Suche nach einem Beschützer und auch nicht nach einem Ernährer. Denn wir haben gelernt, uns selbst sowohl zu ernähren als auch zu beschützen. Dieses Gesamtpaket ist nun mal verdammt attraktiv. Und das hat es soziologisch gesehen in der Evolution zuvor auch noch nie gegeben! Am Ende gebären wir noch Kinder mit Ende 50 … passiert immer wieder und immer häufiger. Oder wir lassen sie gleich von einer Leihmutter austragen. Kann man alles per Internet bestellen. Inzwischen fast zum Must-have der Reichen und Schönen in Großbritannien und den USA geworden – der Trend, die Drecksarbeit von anderen erledigen zu lassen, wird in 20 Jahren auch bei uns ankommen. Im Hochadel hält man sich die Schweinerei einer anstrengenden Schwangerschaft ebenfalls nur allzu gern vom Hals. Ein Luxus, den sich nur die Superreichen leisten können, aber davon ist die Welt ja voll. Kardashians, Sarah Jessica Parker, man munkelt Meghan Markle, heute lässt man austragen…

Das große ABER: Für mich wär's nix! Ich möchte nicht mit den Freunden meines Sohnes in der Kiste liegen. Ich würde mich als Babysitter fühlen, wenn ich mit dem viel, viel, viel jüngeren Liebhaber eine Party besuchte. Niemand wüsste, was er sagen soll. Nicht zu leugnen ist, dass jeder der Partner sich in einer anderen Lebensphase befindet. Der Jüngere mag an Kontakten, an Partys, Karriere, Nachtleben interessiert sein, die Ältere an einem entspannten Lebensabend und daran, die Dinge langsamer anzugehen und zur Ruhe zu kommen. Es könnte schwierig werden. Wer mehr Erfahrung und Geld in eine Beziehung einbringt, wird unweigerlich die Macht und damit das Sagen haben. Und das ist in dem Fall die Frau, wenn der Lover 30 ist. So kommen die Machtverhältnisse still und leise in eine Schräglage. Ich möchte nicht zu meinem Liebhaber sagen: „Wisch dir den Mund ab, setz dir eine Mütze auf, und bring doch mal den Müll raus." Nein, all das möchte ich wirklich nicht. Wenngleich dieser Altersunterschied bei Paaren keine Seltenheit mehr ist. Gewöhnen Sie sich besser dran: Junge Männer finden Frauen, die doppelt so alt sind, sexy! Weil wir nun mal hot sind! Die jüngere Generation hat es längst verstanden: Die wahren Leckerbissen, das sind WIR!

DIÄTEN – DAS ULTIMATIV LEERE VERSPRECHEN

Wir kennen es doch alle von unseren eigenen Diäten: Seit 1980 sammle ich diese Bücher, die „Schlankwerden im Schlaf" versprechen ... Ich habe wirklich jede einzelne Diät dieser Welt ausprobiert. Von Hollywood- bis Ananas-Diät. Und sogar meine eigenen Diäten erfunden!

Kürzlich habe ich meinen Kaffeekonsum aufgegeben. Größtenteils! Bin von acht Tassen pro Tag auf eine, höchstens zwei umgestiegen. Das war für mich schlimmer als das Ende einer Liebesbeziehung. Der Coffee-Lifestyle ist ja eines der weltweit lukrativsten Geschäfte überhaupt und wird an der Börse gleichauf mit dem Wert von Öl und Gold gehandelt. Das alles wäre unmöglich, wenn der Konsument dabei nicht mitmachen würde. Man nehme einen kleinen Eierbecher voll Espressopulver, dazu mit viel heißer Luft aufgeschäumte Milch und Leitungswasser. Das wird dann für 4,50 Euro als Latte macchiato verkauft. Der Warenwert dürfte bei allerhöchstens 0,1 Cent liegen.

Eine leckere Latte hat so viele Kalorien wie ein Stück Käsekuchen. Mit drei davon pro Tag kann man ganz schön dick werden. Deshalb bin ich umgestiegen. Bin wieder zu handgebrühtem Kaffee, der durch Omas alten Porzellanfilter fließt, zurückgekehrt und stellte fest, dass dieser in hippen Cafés für stolze 6,80 Euro angeboten wird, weil es Handarbeit ist und der als Erstes aufgegossene kleine Kreis Heißwasser eine Minute quillt, bevor man dann erneut nachgießt.

Wenn man etwas aufgibt, ist es ungemein tröstlich, dafür einer anderen Leidenschaft mehr Raum zu geben. Während ich meinen massiven Latte-macchiato-Konsum drosselte, erlaubte ich mir als

Ausgleich ab und an einen dicken, fetten Cheeseburger. Ich esse gesund, um fit zu bleiben, aber ich brauche hin und wieder dicke, saftige Cheeseburger, um nicht verrückt zu werden. Sich alle Genüsse zu versagen führt unweigerlich zu Frust und unerlöster Aura. Auf Fleisch kann ich keinesfalls verzichten. Die Menschheit ist von der DNA so konstruiert, dass die Fähigkeit zu jagen Millionen von Jahren das Gehirn und den Körperbau bestimmt hat. Wenn eines Tages die Veganer alles Obst und Gemüse verspeist haben, dann fresse ich die Vegetarier.

Der Punkt: Ich esse nur hochwertiges Fleisch! Wo bleiben denn all die Tierschützer, Veganer und Konsorten, wenn die Grillsaison wieder beginnt? Da können die Nürnberger Würstchen bei Aldi und Co. gar nicht günstig genug sein, und die billigsten Schweinenackensteaks werden auf den Rost geknallt, mit Bier abgelöscht und brutzeln vor sich hin, bis sie schwarz sind. In dem Moment, in dem Party ist, regt sich kein Mensch mehr über Fleischgenuss auf. Barbecue und Outdoorgrill sind in. Da verkommt der Veganer glatt zum Spielverderber. Und der Deutsche besorgt sich den allerschärfsten Weber Grill für 3.000 Euro, um dann allerdings seinen Gästen die Rostbratwürste für 0,99 Cent die Achterpalette aus der Budget-Abteilung der Markthalle zu servieren.

Meine Devise lautet: Eine qualitätvolle Poularde, Ente oder Gans vom Bauernhof, das muss drin sein. Ein edles, feines T-Bone-Steak hat seinen Preis, und ich bin der Meinung, dieser sollte im Verhältnis zur Ware stehen.

Die gesamte Schieflage unserer Ernährungsindustrie ergibt sich daraus, dass die Menschen Hummer für sieben Euro und Filets zu Spottpreisen konsumieren wollen – und zwar nicht nur einmal die Woche, sondern ständig. Und zugleich will der Kunde Tierfreund sein! Natürlich meldet sich der Körper bei diesem Überfluss an Hormonen, Eiweiß und Konservierungsstoffen voll verzickt und schlecht gelaunt zurück.

Eine Löwin erlegt in freier Wildbahn einmal alle vier Wochen ihre Beute! Diese legt sie beim Löwen ab, dessen Leben aus nichts anderem besteht, als zu schlafen, in die Sonne zu blinzeln und seinen Harem zu begatten. Er ist nicht etwa der Ernährer! Das erledigen die Females. In der Regel scharen sich vier bis fünf Löwinnen um ihn, die für Nachwuchs und Beute sorgen. Er hingegen leckt nur seine blutverschmierte Mähne und lässt sich den Bauch kraulen!

Das Geheimnis der Evolution liegt immer in der Balance. Das Gute und das Schlechte müssen unter Kontrolle bleiben, indem ein ausgewogenes Gleichgewicht erhalten bleibt. Dann ist die Arterhaltung gewährleistet. Die Höhen und Tiefen bedingen einander. Was wäre eine Piña ohne die Colada? Was ist das eine ohne das andere?

Ja, ein fitter Körper, eine stromlinienförmige Silhouette haben ihren Ursprung im Kopf! Essen ist etwas Hochemotionales, inzwischen leider durch verschiedenste Ernährungsphilosophien mit Schuldgefühlen und Psychosen behaftet. Was nützen ein Facelift und ein stramm gezogenes Antlitz, wenn es an jugendlicher Energie fehlt? Wer sich jugendliche Energie erhält, braucht kein Facelift!

Das Geheimnis meiner nicht genug zu rühmenden Jugendlichkeit ist eine Art von Peter-Pan-Attitüde! Abenteuerlust, Unverdrossenheit und immer auf zu neuen Horizonten. Die richtige Haltung mag sich durch sämtliche Lebensbereiche ziehen, sie berührt den Lifestyle genauso wie unser äußeres Erscheinungsbild, die persönliche Entfaltung und unser gesamtes Umfeld. Auch hier: alles eine Frage der Balance. Diese zu wahren ist im wahrsten Sinne des Wortes das Geheimnis einer guten Figur.

Allein schon das Mantra, rotes Fleisch sei schädlich für den Körper! Ich sage Ihnen, welches Fleisch schädlich ist: blaugrünes!

Dito der Hass auf den Konsum von Milchprodukten! Diese Verbote münden in negativ behaftete Emotionen, zum Beispiel ein lukullisches Wochenende der Schlemmerei als „sündhaft“ zu umschreiben. Wer ein Süßschnabel ist, ist ein Sünder? Eine Mousse au Chocolat hat wahrlich nichts mit den sieben Todsünden der Kleinbürger zu tun. Gut, vielleicht für solche Leute, die sich der Antizuckermafia angeschlossen haben und im Zuckerrohr die Achse des Bösen und den Ursprung allen Übels dieser Welt sehen. Ich kenne sogar Leute, bei denen auf den totalen Zuckerverzicht die schlimmsten medizinischen Diagnosen folgten! Selbstkasteiung kann nie die Antwort sein.

Mit delikaten leiblichen Genüssen lassen sich die übelsten Schuldgefühle heraufbeschwören. Die Antibrotmafia setzt das älteste Nahrungsmittel der zivilisierten Gesellschaft sogar mit Heroin gleich! In Magermodelkreisen lautet die Devise offiziell: „Bread is Heroin.“ Da kann ich nur laut lachen und sagen: Leute, ich nehme keine Drogen – ich bin eine Droge!

Und ich will auch keine Spanx-Fett-weg-Hose tragen, denn was nützt mir diese Körperprothese, wenn darunter eine Speckschwarten-Horrorshow tobt?

Dieser Art von Bodyshaming setze ich mich nicht aus, weil ich nach meinen eigenen Regeln lebe, auf deren Liste ganz oben die Nahrung als sinnlicher Genuss steht. Ich verzichte auf überflüssige Kalorien! Meine Kalorienzufuhr wird zelebriert. Statt sich Fast Food reinzupfeifen, während man durch einen überfüllten Bahnhof rennt, und sich schnell im Stehen 500 Kalorien zuzuführen, sitze ich lieber am Tisch und entscheide mich für Esskultur. Was gibt es

Schlichteres als eine frische Scheibe warmes, saftiges Krustenbrot mit guter Butter bestrichen und ein Paar Radieschen mit Schnittlauch drauf? Darauf warte ich gern zwei bis drei Stunden, um es am hübsch gedeckten Tisch vom Brettl einzunehmen und mich ganz den Geschmacksknospen hinzugeben. Wer solchen Genuss nie erfahren hat, dem ist lukullisches Basiswissen abhandengekommen.

Wer hat diese Kategorien geschaffen, die alle darauf hinauslaufen, dass wir uns mit religiösem Fanatismus irgendwelchen Gruppierungen bestimmter Ideologien anschließen sollen? Um uns dann zu bestrafen, wenn wir versagen? Lebensmittel haben ein Label verpasst bekommen, welches Versprechungen simuliert, die nicht erfüllt werden können. Werde ich zur Unternehmerin, wenn ich im grauen Kostüm mit gebügelter Bluse zu einem „Power Lunch" gehe? Was ist bitte schön beim Nobelitaliener das neuerdings angepriesene „Business Special"? Muss man dafür entsprechend frisiert sein? Darf ich das auch bestellen, wenn ich eine Dragqueen bin oder Fitnesskleidung trage? Vielleicht ist mein Business die Prostitution? Was, wenn meine Kunden, die sich dort mit mir verabreden wollen, wünschen, dass ich im BSDM-Outfit antrete? Kunde bleibt Kunde, und Dienstleister bleibt Dienstleister. Was, wenn der Showstar im ganz privaten Schlabberlook auf den Produzenten trifft? Was nutzt das ganze „Business Special", wenn jemand am Wochenende bereits „gesündigt" hat und nun zur Strafe auf Milchprodukte verzichtet und fleischlose Buletten bevorzugt? „Könnten Sie bitte die Kartoffeln durch Blumenkohlröschen ersetzen?" Oder: „Das Wiener Schnitzel bitte aus Tofu zubereiten!" Warum vorgeben, es handele sich um Fleisch, wenn es doch angeblich OHNE besser gehen soll? Fleischlose Schinkenspicker, was für ein Schwachsinn …

Aus dem toxischen Verhältnis zwischen unserem Körper und dem strengen Regime der Ernährungspolizei ergibt sich am Ende nicht selten ein gehöriges Maß an Selbsthass. Ja, purer Hass. Nicht nur gegen den eigenen Körper, sondern gegen jeden, der nicht der Antizucker-, Antifleisch-, Antibrotmission folgt! Von mir aus sollen sich die Leute aus Möhren ihre Würste schnitzen, aber was mir nicht gefällt, ist der Hang, Delikatessen zu dämonisieren. Hiermit werden Versprechungen gegeben, die getarnt unter dem Etikett der Wellness einer Hexenküche entspringen. Was wird unseren Lebensmitteln nicht alles angedichtet: Entzündungshemmend sollen sie sein, aber auch krebsfördernd, aphrodisierend wirken und natürlich auch entgiftend (was ja bereits beinhaltet, dass wir alle vergiftet sind). Wenn mein Gegenüber aber eine unsympathische Schnarchnase ist, wird eine zuckende Auster auf dem Silbertablett, die mich glitschig anlächelt, auch nichts daran ändern können oder in mir gar ein Begehren erwecken …

Ich denke, dass es schon mal erlösend wäre zu akzeptieren, welchen Körper wir vom lieben Gott mitbekommen haben, und nicht gegen ihn zu arbeiten. Man mag noch so viel hungern, mit kurzen, stämmigen Beinen und breiten Hüften wird man niemals ein Showgirl werden, egal wie dünn man dann ist. Es ist das System, welches uns ausbeutet und verunsichern soll, mit dem wir uns letztlich gar selbst verletzen.

Lebensfreude und Energie kann man nicht aus grünen Smoothies, bestehend aus einem Kilo Spinat, Ingwerwurzel und einem Bund Sellerie, ziehen. Ich verspüre mehr Lebensfreude, wenn ich drei knackige Kartoffelpuffer mit Apfelmus konsumiere oder eine perfekt angerichtete flambierte Crêpe Suzette. Kotelett mit grüner Sauce und jungen Kartoffeln, die guten alten Klassiker, die nicht umsonst zu dem wurden, was sie sind. Königsberger Klopse mit Kartoffelbrei. Ich nenne diese Kultur „intuitives Essen“. Es ist eine Gnade, delikate Küche und Klassiker der Tischkultur zu genießen, zu zelebrieren und zur Verfügung zu haben. Ein gesunder Appetit ist ein Geschenk Gottes! Es ist energie- und lebensspendend und die Grundlage für funktionierende Lebensgeister!

Warum müssen wir uns alles kaputtmachen lassen, was doch Teil von uns ist? Ich will zu meinem halben Backhendl den Kartoffel-Gurken-Salat und die weiche Laugenbrezel! Zu meinem Tomate-Mozzarella das knusprige Ciabatta und zu meiner gefüllten Bauernente die Klöße und den Rotkohl.

Gelegentlich, in lang andauernden Stressphasen, dient Nahrungsaufnahme durchaus als Regulativ, als Trostspender, und man sollte zulassen, es sich zu gönnen. Schließlich handelt es sich nicht um eine Flasche Wodka, sondern nur um Käsespätzle mit Salat! Diese zu genießen ist keine Angewohnheit, die man durchbrechen sollte.

Essen sollte man keine moralisierenden Maßstäbe zuschreiben, weder ist es „verboten“, noch sind Brot, Fleisch, Milch, Zucker „giftig“. Man muss in seinen Körper nicht selbst verliebt sein, um ein harmonisches und erfülltes Leben zu führen. Den eigenen Körper zu lieben mag einigen wenigen vorbehalten sein, aber es ist ein recht unrealistisches Ziel, weil ein Körper sich eben auch permanent verändert. Die Enttäuschung ist vorprogrammiert, wenn man erwartet, mit 60 den Körper einer 20-Jährigen zu haben. Den eigenen Körper zu respektieren und ihn saisonal im Auge zu behalten ist schon eine ganze Menge Arbeit. Mit unrealistischen Zielen ist der Frust absehbar!

Die Diätindustrie ist wie ein Virus, und Viren sind erstaunlich intelligent und anpassungsfähig. Ihr ist es gelungen, gleichberechtigte, gebildete junge Frauen zu kapern, indem sie suggeriert, ihre fanatischen Ideologien würden der eigenen Gesundheit und dem Wohlbefinden dienen. In Wahrheit kooperieren Wellness-Influencer aber mit Sponsoren und Werbeplattformen, auf denen bearbeitete Körper-Selfies mit inspirierenden Storys eine Verpackung sind, um Minderjährigen Laxative und Diätpillen anzudrehen und Produkte zu verkaufen, die als Heilsbringer deklariert werden. Erst Unsicherheiten provozieren, um dann per Pille ein neues Selbstvertrauen zu verabreichen. Dafür sind Jugendliche und Frauen in/um/nach der Menopause natürlich besonders anfällig.

Wenn sich diese Diät-Dealer wirklich für Frauen und deren Wohlbefinden interessieren würden, dann würden sie Jo-Jo-Diäten verteufeln, weil damit Fettsucht, Herzinfarkt, Cellulite und Depressionen verursacht werden.

Es herrscht hier in den Köpfen ein patriarchalischer Beauty-Standard, der dazu führt, dass Frauen sich „bestrafen", um schlanker zu werden, oder aber von der Gesellschaft bestraft werden, weil sie nicht schlank genug sind! Wer sich selbst bestrafen muss, sich isolieren und kasteien muss, um gut auszusehen, wird niemals attraktiv sein! Er wird sich als Opfer fühlen und mit permanenter Unzufriedenheit geschlagen sein. Jene, die sich äußerlich am gesündesten darstellen, stecken oftmals in ihrer einsamsten und unglücklichsten Lebensphase.

Ich bin eine schlanke, weiße Frau und habe mich nicht selten am Strand geschämt: für Speckrollen unterm Bikini, eine kleine Wampe, wenn ich entspannt im Sand sitze, Orangenhaut unterm Po, Muttispeck am Rücken unterm Bikinioberteil. Wie müssen sich dann erst Frauen fühlen, die unstrittig mit Übergewicht und Cellulite geschlagen sind? Zumal sich die Wellnessindustrie eh nur an Frauen wendet, die bereits schlank sind und einem gewissem Lifestyle-Ideal nacheifern.

Wir sollen uns „Programmen" verschreiben, weil es sonst mit uns ganz schnell bergab geht und wir als Frau am Älterwerden völlig scheitern. Sind wir als aufgeklärte, selbstbestimmte Frauen wirklich zu dumm, um uns selbst ernähren zu können und zu wissen, worauf wir Bock haben? Und wer da nicht mitmacht, der soll sich am Ende „schlecht“ fühlen und muss sich der Selbsterniedrigung aussetzen.

Das, meine Lieben, kann nicht gesund sein!

Ein Girls-Talk, eine lockere Runde von Freundinnen, wird kaum damit auskommen, nicht den eigenen Körperstatus zu beklagen. Und wehe, man lobt sich und findet sich gar selber schön. Ist sie etwa zufrieden mit sich? Das gilt natürlich als arrogant, eingebildet, eitel. Wenn Männer sich zum Businesslunch treffen, werden sich die Gespräche kaum um das eigene Sixpack, den Bizeps oder die Mängel und Fehler ihrer Füße oder Hintern drehen. Was wäre das für ein Businessmeeting, wenn ein Mann den Entschluss fasst, sich die Nase operieren und die Lippen aufspritzen zu lassen, um am Markt bessere Chancen zu haben? Sie widmen sich stattdessen kreativen Ideen, Strategien, Projekten und sehen so aus, wie sie nun mal aussehen! Niemand wird das kommentieren oder daran Anstoß nehmen. Als Frau hingegen muss man erst mal die Problemzonen auf den Tisch legen und einen Aktionsplan dagegen starten, bevor man in die Peer-Group aufgenommen wird.

Leider Gottes ist es am Ende des Tages immer noch so, dass ein Mann nicht mal bemerken würde, dass eine Frau im Handstand ins Zimmer gelaufen kommt, wenn sie nur einen prallen Arsch und geile Titten hat.

Eines der besten Rezepte, jung und attraktiv zu bleiben, besteht darin, einen Mann aus der eigenen Generation zu heiraten. In demselben Maß, wie unsere Schönheit vergeht, schwindet seine Sehstärke. Das hat der liebe Gott doch perfekt konzipiert! Man darf im Alter eben nicht mit der Lupe gucken!

TOP-TIPPS FÜR EWIGE ELFEN!

1980. Neonfarbene Lycra-Leggins. Hochgeschnittene Trikots. Barbierosafarbene Hanteln. Dauergewellte Haare. Stretchgürtel um die Taille. Rumgehopse in Stulpen, bis der Muskel brennt. Und das alles in Stretch-Shorts. Geil!

Spricht man von Fitness und Sportlichkeit in reifen Jahren, so gehört der Kult um Aerobic zu den sehr tief hängenden Früchten! Jane Fonda als Aerobic-Diva mutet im Rückblick an wie eine Karikatur. Was man aber keinesfalls übersehen darf: Sie hat ein Bewusstsein dafür geweckt, dass es auch mit über 50, mit drei Kindern und kurzer Achillessehne nicht zu spät ist für uns! Und ich setze noch eins drauf: Wenn man in den Sechzigern den Grundstein für körperliche Fitness legt, wird dieses Konto uns durch die Siebziger und Achtziger tragen! Und zwar kerzengrade, aufrecht und agil.

Egal ob kurz vor oder nach 60 – die ach so beliebte Ausrede, mit der wir uns 40 Jahre aus der Affäre gezogen haben, fällt jetzt flach: „Ich habe doch keine Zeit!“ Haben wir endlich doch! Und zwar für uns selbst an erster Stelle! Schaffen wir doch bitte eine neue Priorität, um Training und Exercise in unseren Tages-, Wochen- und Monatsplan einzubauen. Auch wenn das Laufband oder der Hometrainer mit einer dicken Staubschicht überzogen auf dem Dachboden vor sich hinrostet, der Scheideweg, an dem wir nun angelangt sind, lädt dazu ein, den Muskeln mehr Sauerstoff und Blutzirkulation zu gönnen, um sie für die nächsten 40 Jahre mit Energie zu versorgen.

Exercise bedeutet immer Kraftaufwand gegen einen Widerstand. Diese Kommunikation mit unseren Sehnen, Muskeln und Bändern erinnert den eigenen Körper daran, dass wir noch Willenskraft haben, es mit ihm aufzunehmen. Dies kräftigt uns physisch, psychisch und emotional. Mehr Energie, bessere Verdauung, gesünderer Schlaf, höhere Verbrennung – dies alles ernten wir gratis. Wo gibt es sonst so viel geschenkt? Das Beste daran ist, dass wir nicht mit Gewalt im Hochleistungsmodus gegen uns selbst vorgehen müssen. Nein, wir streben nicht ein Cover auf dem Bodybuilder-Magazin an und müssen nicht mit 88 noch den Marathon laufen. Nein, die Zeiten, in denen wir schweißgebadet bis kurz vorm Herzinfarkt mit heraushängender Zunge halbtot in die Kabine wankten, sind vorbei. Wir trainieren sanft und verabreichen uns selbst Trainingseinheiten in milden Dosen. Ich zum Beispiel liebe Tennis, habe es allerdings noch nie selbst ausprobiert. Ich habe Serena Williams schriftlich zu einem Match aufgefordert, aber sie hat nie reagiert. Ich bin mir sicher, ich hätte sie ganz schön über den Platz gejagt!

Es vergeht kein einziger Tag, an dem ich nichts für meinen Körper tue. Jeden Morgen mache ich als Erstes im Halbschlaf meine Übungen. Hoch und runter, hoch und runter – und dann noch einmal mit dem anderen Augenlid.

Auch Ihr Doktor wird begeistert sein, und zu diesem sollte man ab 60 ein Vertrauensverhältnis aufbauen. Okay, manche Leute gehen nur deshalb zur Darmvorsorge, weil sie sonst gar kein Sexualleben mehr hätten. Aber das biologische Alter einmal schwarz auf weiß präsentiert zu bekommen führt auf jeden Fall zu einer Bestandsaufnahme als Grundlage für weitere Aktionen.

Eines kann ich versprechen: Sie wollen ja nicht zur Olympiade im Turmspringen, wodurch Enttäuschungen minimiert werden, aber Sie werden auf jeden Fall im Zuge des Trainings mehr trinken und besser schlafen! Wenn dann noch eine Gewichtsreduktion dazukommt und möglicherweise neue Kontakte entstehen, haben Sie schon sehr viel gewonnen.

Nicht wenige Leute bleiben ganz einfach dadurch fit, dass sie ihren Lebensstil nie verändern. Aber was ist mit all jenen, die nie im Sportkader der DDR gewesen sind und ihre Muskeln nicht in frühester Jugend mit Gewalt an die richtigen Stellen gezwungen haben? Hier folgen ein paar praktische Tipps für den Kampf mit dem inneren Schweinehund und für effektives Training.

1. Erst mal zum Check-up

Ich kann Ihnen sagen, man erfährt sehr viel, wenn man sich beim Arzt ordentlich durchchecken lässt und sein wahres biologisches Alter ermittelt. Über den aktuellen Cardio-Fitness-Level gibt es danach keine Zweifel mehr, und wir wissen wenigstens, wo wir stehen. Medizinische Probleme unter die Lupe zu nehmen und eine Anamnese in Sachen Herz und Kreislauf gemacht zu haben, das verschafft Klarheit, was den Gesamtzustand betrifft. Eventuell hat der Arzt sogar Empfehlungen und Ratschläge, in welche Richtung eine sportliche Betätigung am effektivsten sein könnte.

Der Anfang ist nicht selten tatsächlich die größte Hürde! Und hier kann der Hausarzt sehr gut Hilfestellung geben. Er wird ja nicht gleich die Körpertemperatur mit dem Mittelfinger messen! Gleichgewicht, Mobilität, Flexibilität, Ausdauer, Körpergewicht und Blutwerte festzustellen sind eine Grundlage, an der wir uns wunderbar orientieren können.

2. Fortschritte von Anfang an dokumentieren

Es ist empfehlenswert, langsam zu starten und das Pensum nach und nach zu steigern. Dies ist der eigentliche Sinn von Training. Ob Schwimmen, Yoga oder Rudern für Senioren, ob Gesellschaftstanz, Sportstudio oder Pilates, zweimal die Woche trainieren wird definitiv Resultate zeigen. Wenn Sie sich dann steigern, verändert sich auch Ihr Appetit. Der Grundumsatz kommt auf Touren, und die Verbrennung wird angekurbelt. Dies geht mit einer Ernährungsumstellung einher, und das allein beflügelt schon!

Legen Sie sich ein Journal an, machen Sie ein Video oder ein paar Fotos, messen Sie Ihren Puls, notieren Sie, wie lang Sie beim Training durchgehalten haben. Denn oftmals täuscht man sich mit den Trainingszeiten: Im Nu sind beim Eislauf 45 Minuten um – oder aber die Viertelstunde Schwimmen mutet Sie an wie eine halbe Ewigkeit. Betrügen Sie sich hier nicht selbst. Kontrollieren Sie Ihren Einsatz. Mit den Übungen ändert sich nicht nur die Herzfrequenz, sondern auch das Zeitgefühl. Da ist es also tatsächlich am besten, Protokoll zu führen.

Bei regelmäßigem Training werden sich erste Resultate bald zeigen. Sie lassen sich am besten wahrnehmen, wenn Sie Ihr Training exakt dokumentieren.

3. Langsam beginnen, stetig sanft steigern

Jedes Work-out sollte mit einem Warm-up beginnen. Stretching schadet genauso wenig wie frische Luft. Selbst wenn Sie nur die Arme und Beine schwingen, den Oberkörper und die Hüften kreisen lassen, bringt das Ihre Muskeln in Schwung und den Kreislauf auf Trab.

Damit ändert sich automatisch auch die Atmung. Wenn das alles zu anstrengend ist, gehen Sie einfach spazieren. Laufen Sie mit oder ohne Stöcke. Hauptsache Bewegung!

Nach der Belastungsphase folgt die Entspannung mit bewussten Atemzügen. Ein erster Erfolg könnte sein, wenn Sie dieses Pensum routiniert wiederholen. Aber halten Sie Ihre Trainingseinheiten strikt ein: Ringen Sie sich immer ein bisschen mehr ab, als für Sie bequem ist. Training bedeutet grundsätzlich, die Komfortzone zu verlassen. Muskeln müssen viele, viele Male erinnert werden, bevor sie reagieren. Bleiben Sie also am Ball, und nehmen Sie Muskelkater in Kauf. Er ist der schönste Lohn, den Sie in der Anfangsphase zu verbuchen haben.

4. Abwechslung

Eine gute Empfehlung ist es, mit 30 Minuten Training zu starten. Das ist ein überschaubarer Zeitrahmen, und wenn sich dabei noch Kraftübungen mit Aerobic abwechseln, werden Sie schon bei fünf Tagen Training pro Woche nach einem Monat die ersten Resultate sehen. Das wären immerhin 2,5 Stunden Sport, in denen Sie sonst nur rumgesessen hätten. Für einen Körper ist dies sehr viel, egal ob sie nun walken, Fahrrad fahren, Pilates machen, Wasser treten oder Snooker spielen und Dartpfeile abschießen.

5. Wählen Sie eine Sportart, die Ihnen viel Freude bereitet

Für mich ist das Eislauf. Auch wenn ich darin extrem schlecht bin. Erstens ist Musik dabei, zweitens findet es an frischer Luft statt, wodurch Atmung, Herz und Kreislauf ganz schön auf Touren kommen, und die Zeit verfliegt. Klar hinke ich den Youngsters hinterher wie eine lahme Ente. Doch ich sage mir, Verlierer sind immer nur die, die gar nicht erst antreten.

Die Motivation ist umso größer, wenn Sie Gleichgesinnte finden, die Ihrem Level entsprechen, sodass Sie sich gegenseitig animieren können. Ob nun im Schwimmbad oder auf dem Tanzboden, allein schon der Cardio-Aspekt bedeutet einen Fortschritt, denn im Kinosessel ist noch kein Körper stromlinienförmiger geworden.

6. Sportequipment anschaffen

Ob der große Gymnastikball, die Faszienrolle, die Pilates-Stretch-Bänder oder Handhanteln. Rücken, Arme, Beine, Bauch, Hüften, Po – alles wird damit bearbeitet, man braucht wahrlich kein Fitnesscenter, um effektiv sehr viel zu erreichen. Schon ein Stuhl genügt für Stretching oder eine Matte für Sit-ups.

Auch ein Balanceboard ist eine wunderbare Sache. Man stellt sich einfach drauf und findet den Körpermittelpunkt, um das Gleichgewicht auszutarieren. Dabei werden Muskelgruppen aktiviert, von denen Sie gar nicht wussten, dass sie existieren.

Balance und Flexibilität werden bei asiatischen Sportarten, zum Beispiel Tai-Chi oder Qigong, hervorragend trainiert, ohne dass Sie dabei Stürze oder Verletzungen wie etwa beim Eislauf befürchten müssen. Überhaupt sind die asiatischen Künste ein genialer Einstieg, da sie keine große Grundbildung oder Eignung voraussetzen, nicht mal eine Altersgrenze. Jeder kann in jedem Alter überall damit anfangen. Ich kann es ab 60 nur empfehlen!

Die chinesischen Meditations-, Konzentrations- und Bewegungsformen dienen der Kultivierung von Körper und Geist. Es geht dabei um die Harmonisierung der körpereigenen Heilkräfte und die Aktivierung des Qi-Flusses in den Energiezentren, den sogenannten Chakren. Der Energiehaushalt wird stabilisiert und der Geist befreit. Muskelverspannungen sowie Blockaden werden aufgehoben. Oftmals sind Fehlhaltungen und Schmerzen nur das Resultat von falschen Belastungen unter Stress. Ich bin ein großer Fan dieser alten Methoden und empfehle für den Einstieg einen Kurs in der Gruppe.

Achtung: Suchtgefahr! Ungeahnte Sphären im Dreiklang Körper – Geist – Seele werden wachgerufen. Die Ziele dieser Kampfkünste sind ausschließlich gesundheitsfördernd und haben keine religiösen Hintergründe.

Und wenn Ihnen das alles gar zu schwerfällt, dann schaffen Sie sich ein Springseil oder einen Hund an. Das bringt Ihrem Körper auf jeden Fall mehr als Schachspielen.

7. SIE sollen zu Ihrem Sportprogramm passen, nicht das Sportprogramm zu IHNEN

Belasten Sie beim Training die Muskelgruppen zwar ständig, aber so, dass kein Schmerz entsteht. Ein guter Test ist es, so viel Gas zu geben, dass Sie sich beim Training immer noch unterhalten können. Versuchen Sie doch mal zu telefonieren, während Sie auf dem Stepper sind. Ihre Dehnübungen zu machen, während Sie sich unterhalten. Zu sprechen, während Sie joggen. Dies kontrolliert die Atemreflexe und verhindert, dass Sie das Atmen vergessen – wie es bei Anfängern häufig der Fall ist. Unregelmäßige Atmung bringt die Muskeln jedoch um die nötige Sauerstoffzufuhr und lässt sie wesentlich früher erschlaffen.

8. Muskelkater

Ist eine wunderbare Sache und gehört dazu. 24 Stunden nach der besonderen Belastung setzt er sanft ein, sollte Sie jedoch auf keinen Fall umbringen. Wer 48 Stunden nach dem Training noch Schmerzen hat, der hat zu viel getan. Aber: Auch wenn Sie zu wenig getan haben, wird Ihr Körper Sie das wissen lassen. Müde sollte man nach einem Training auf jeden Fall sein. Wenn das Training gar nichts bringt, steigern Sie es einfach. Ihr Körper wird sich auf jeden Fall melden, wenn Sie ihm mehr zumuten als gewohnt. Und das Allerschönste nach dem Training ist schließlich ein heißes Bad, eine heiße Dusche, eine duftende Lotion oder aber etwas ganz Besonderes: eine luxuriöse Massage.

9. Flüssigkeit und Ernährung

Die Ernährungsgewohnheiten werden sich bei regelmäßigem Training auf jeden Fall verändern und damit auch Ihr Flüssigkeitsbedarf. Abgesehen von Wasser, werden Sie auf Fruchtsäfte, Softdrinks oder Tees in allen Varianten umsteigen und von innen heraus Ihren Körper pflegen und versorgen wie vielleicht nie zuvor. Vitaminpräparate tun ihr Übriges, hier können Sie sich gezielt mit Präparaten wie Zink und Magnesium und dem Vitamin-B-Komplex versorgen. Zwischendurch oder nach dem Training ein Snack aus Früchten, Obst oder Eiweiß wirkt Wunder, der Effekt wird sich bald in Ihrem Hautbild widerspiegeln. Der Teint, die Struktur der Haut, dies alles ist ein Mehrwert, den der Sport Ihnen und Ihrem Wohlbefinden verschafft.

10. Belohnung

Glauben Sie mir, es wird ein wahrer Jungbrunnen sein, wenn Sie nach Ihrem neu verordneten Fitnesspensum ab und an in die Sauna gehen, sich eine Massage gönnen, die Physiotherapeutin besuchen, sich die ein oder andere Fangopackung genehmigen und sich Übungen zeigen lassen, die speziell auf Ihre Bedürfnisse abgestimmt sind. So werden Sie in kleinen Schritten zu einem ganz anderen Menschen, der sich in der eigenen Haut wohler fühlt, auf die Massage freut und vor allem Herrin im eigenen Körper bleibt.

Gehen Sie die neue Sportart entspannt an und bleiben Sie es auch. Fit zu werden bedeutet letztlich die Kontrolle über die Gesundheit und den Körper zu behalten!

Alles, was Sie aus Ihrer Komfortzone lockt, ist hilfreich. Maximieren Sie Ihre körpereigenen Energien, und schaffen Sie auf diese Weise Widerstandskräfte. Ich sage nur: ZUMBA! Sagt der Steifheit den Kampf an … Erobern Sie sich damit neue feinstoffliche Sphären und lösen Sie Ihre Knoten! Alle Sinneswahrnehmungen, wie Hören, Sehen, Schmecken, Fühlen, Riechen, werden durch den Quell der Kraft gespeist, der in unserer Mitte schlummert. Bringen Sie Ihr inneres Sonnengeflecht zum Strahlen! Sie werden staunen, was jenseits der 60 alles möglich ist.

Und wenn Sie mir nicht glauben wollen, schauen Sie sich auf YouTube meinen Spagat aus dem Stand an! Viel Spaß dabei wünscht Désirée Nick.

WIE MAN SICH BETTET, SO SCHLÄFT MAN

„Wenn du zwei Laibe Brot hast, dann tausche einen gegen eine Hyazinthe." So ein altes persisches Sprichwort, und es erinnert daran, dass die Seele ebenfalls Nahrung braucht.

Der Zustand unserer Seele hängt oft auch mit gesundem Schlaf zusammen. Ist der Schlaf gestört, signalisiert unser Geist, dass es eine Schieflage gibt. Ich bin davon überzeugt, dass die Seelen vieler Menschen unterernährt sind. Verkümmert, verdorrt, verdurstet. Sie vegetieren nur noch. Aber keiner kümmert sich drum. Weil es ja niemanden stört. Weder die Nachbarn noch die Familie und schon gar nicht die Kollegen. Am Ende sagen die anderen noch, man sei verrückt. Das wird ja auch gern über mich gesagt, wobei zunehmend seltener. Aber dass ich verrückt sein soll, das habe ich in früher Jugend permanent gehört. Und ich sage dazu heute nur: GOTT SEI DANK!

Unsere Seele ist kommerziell nicht ausbeutbar, wenn überhaupt, dann am ehesten durch Esoterik und Steineanbeten. Nun ja, wenn es hilft, warum nicht … Jedoch bleiben die gemütsbildenden Werte in unserer digital vernetzten Welt leider auf der Strecke. Wie soll man da noch abschalten können, wenn man rund um die Uhr mit Informationen und Schreckensbildern zugedröhnt wird? Nestwärme, Geborgenheit, Kontemplation, Ausgeglichenheit – sie sind der Quell innerer Zufriedenheit und Ruhe. Umso wichtiger ist es, den eigenen Rückzugsraum zu schützen. Denn es wird uns abverlangt, unsere emotionalen Reaktionen zu unterdrücken. Ständig professionell zu sein. Den Betrieb nicht mit unseren Launen und Stimmungen aufzuhalten. Tue ich persönlich nie, da bin ich ganz Preußin, aber ich hole mir die Energie, die ich dafür aufbringe, woanders zurück: Ich räume Dingen Platz ein, die für mich wichtig sind. Und ich bin fest davon überzeugt, dass die Seele vieler Menschen daran krankt, dass sie ihren persönlichen Schutzraum aufgegeben haben. Oder diesen niemals entdeckt haben. Wer wundert sich da noch über das Symptom Schlafstörung?

Harmonisch sollten wir in süßen Schlaf hinwegschlummern … wie Peter Pan im Kuschelbett hoch zu den Wolken fliegen und im Land der Träume das Nervenkostüm in die Regeneration schicken. Erholsame Stunden, um die Batterien wieder aufzuladen, das ist Sinn und Zweck einer geruhsamen Nacht. Doch solche Bedürfnisse werden als nicht gewinnbringend erachtet. Gerade aber WEIL wir uns plötzlich aus dem Hamsterrad herausnehmen, klafft eine große Lücke, und in der wohlverdienten Ruhe entsteht ein neues Problem: die Schlaflosigkeit.

Jahrelang habe ich mich in meinem ungesunden, unregelmäßigen Lebensrhythmus selbst therapiert, um mich zu überlisten: damit ich ohne Medikamente fit bleibe und Schlafstörungen überwinden lerne. Was glauben Sie, wie oft ich berufsbedingt in fremden Betten, auf schlechten Matratzen, in ungemütlichen Hotelzimmern unter lieblosen Einziehdecken übernachten musste? Fast als wäre man im Krankenhaus … Das ist der Standard, wenn es sich nicht um ein Luxushotel handelt. Dabei gibt es schon jede Menge Tricks und Kniffe, um sich auf einen erholsamen Schlaf vorzubereiten: Für mich ist sehr wichtig, nicht abrupt ins Bett zu gehen, sondern den Tag entspannt ausklingen zu lassen. Reservieren Sie sich eine halbe bis eine Stunde für Dinge, die tagsüber auf der Strecke geblieben sind.

Ob nun jemand Perlmuttknöpfe sammelt, Blüten presst, Fotoalben archiviert, Schränke bemalt, Pinnwände kreiert oder Kurzfilme fabriziert, meist wird vergessen, in den Terminkalender den Bereich „Träumen, Erholen, Entspannen" einzutragen. Bevor Sie also den Tag beenden, notieren Sie fett im Kalender den Tagesordnungspunkt „Entspannen!". Das bewusste Entspannen ist ebenso wichtig wie der Besuch beim Zahnarzt oder die Steuererklärung. Es geht nicht ohne. Aber leider haben Tätigkeiten wie „Träumen" wirtschaftlich keine Bedeutung, sie bringen keinen offensichtlichen Nutzen, bleiben schwarze Löcher auf der Steuererklärung, daher vergisst man sie schnell. Allerdings beleben sie die Statistik, wenn es um die bekannten psychosomatischen Erkrankungen geht: Burn-out, Stress, Rücken, Schlaflosigkeit, Depression, Migräne …

Wenn mich jemand nach dem Geheimnis meines Wohlbefindens und meines Energiehaushalts fragt oder herausfinden will, was mich von gestressten Kollegen unterscheidet, dann ist die Antwort: meine innere Balance. Ich bin wach, wenn andere schlafen! Natürlich im übertragenen Sinne. Und dies befeuert meinen Hormonhaushalt. Gesunder Schlaf und Hormonhaushalt hängen allerdings zusammen. Ich bin eben nicht Bulimikerin, Alkoholikerin, Kokserin oder tabletten- und internetsüchtig. Ich arbeite viel, entspanne, träume, erhole mich dann und baue bewusste Regenerationsphasen ein. Manchmal schlafe ich, wenn die anderen wach sind.

Die Regenerationsphase fällt allerdings schnell unter den Tisch, wenn eine Karrierefrau und Mutter eine Arztpraxis und drei Kinder zu versorgen hat und zu Hause vielleicht noch ein anspruchsvoller Gatte wartet, für den nachts noch performt werden soll wie eine Pornodarstellerin. Da habe ich es gut: Ich mach mir lieber eine Gurkenmaske und ruhe mich aus.

Was dann noch den Schlaf stören kann: Was ich gar nicht leiden kann, ist, wenn die Kerle beim Sex laut stöhnen, kurz bevor sie kommen: Davon wache ich immer auf!

Wenn der Tag sich neigt und wir endlich innere Ruhe finden sollen, spiegelt sich darin unsere ganze Tagesbilanz wider. Wie soll man abschalten, wenn man sich den ganzen Tag aufgeregt und geärgert hat? Daher leuchtet es ein, dass der Beruf beziehungsweise die gewählte Tätigkeit im Allgemeinen Freude machen sollte und nicht unbedingt verhasst ist. Im Allgemeinen! Das betone ich deshalb, weil es überall gute und schlechte Tage gibt. Blöde Kollegen, dumme Mitstreiter, heimtückische Widersacher … und dies in MEINEM Beruf mehr als in jedem anderen, denn es gilt: Wer IN ist, ist DRIN – auch wenn er GAR nichts kann. Von daher sind Qualifikationen kaum messbar und liegen einzig und allein im Ermessen der Entscheider. Die sind aber oftmals selber dumm und untalentiert. Deswegen arbeiten sie ja beim Fernsehen! Echte Künstler halten es dort auf Dauer gar nicht aus. Hierin liegt auch das Trauerspiel des schlechten, uninspirierten TV-Programms begründet.

Dass man mich nie als böse Gräfin bei Rosamunde Pilcher besetzt hat, die auf ihrem Schloss allen alles versaut, oder als durchgeknallte fröhliche Witwe auf dem Traumschiff, halte ich doch tatsächlich für ein moralisches Verbrechen. Stattdessen werden uns Volksmusikstars aus dem Alpenvorland als Kapitän verkauft … Daran sieht man ja, was wirklich abgeht.

Viele Menschen haben es verlernt, sich selbst zu Hause willkommen zu heißen. Sie überlassen den Nestbau anderen oder geben sich mit dem Allernötigsten zufrieden. Für mich wäre das nichts. Wenn ich in meinem Metier keine Rückzugsbereiche hätte, in denen ich regenerieren kann, wäre ich schon längst zerbrochen. Mein Heim ist mein Sanctuary. Und dort ist der Rückzugsort, wo ich mir meine eigene Welt erschaffen habe. Hier erhole ich mich von der Unbill des Lebens. Von Anfeindungen, Anfechtungen und strunzdummen Mitstreiterinnen.

Mit dem Trio „Entspannen, Träumen, Erholen" füttern wir unsere Sinnlichkeit. Selbst ein Esoterikkongress bedeutet Stress, Terminplanung, Stau auf der Autobahn, Zimmerreservierung und Hetze. 48 Stunden lang die Seele baumeln zu lassen ist hingegen schon die halbe Therapie. Wer seine Sinnlichkeit verkümmern lässt, kann irgendwann nicht mehr seinen Instinkten folgen.

So wie man im Frühjahr die Fenster aufreißen möchte, um Sonne und laue Luft hereinzulassen, möchte man sich im Herbst und Winter verkriechen, kuscheln und zurückziehen. Leider laufen unsere Verpflichtungen diesen Bedürfnissen und Instinkten oft zuwider. Beim Musiker herrscht Hochkonjunktur, sobald es draußen dunkel wird, und die Floskel „Schönes Wochenende" ist der blanke Hohn für Beschäftigte in der Gastronomie, Ärzte, Verkehrspersonal vom Piloten über die Stewardess bis zum ICE-Schaffner, vom Polizisten bis zum Pfleger, vom Feuerwehrmann bis zum Journalisten. Drei Viertel der Bevölkerung haben an Weihnachten, Silvester, den Wochenenden, Ostern und den Feiertagen Dienst. Solange es am Montag eine Zeitung gibt, TV und Radio 24 Stunden senden, Mensch und Tier und der öffentliche Raum bedient, behandelt, versorgt, ernährt und transportiert wird, arbeiten dafür Millionen von Menschen rund um die Uhr.

Wo sind wir gelandet, wenn sich vermeintlich Prominente damit rühmen, dass sie nur vier Stunden Schlaf brauchen, und dies noch als besondere Leistungsfähigkeit umjubelt wird? Der Rhythmus des Schlafes ist enger mit den natürlichen Zyklen verbunden als alle anderen Aktivitäten. Ich persönlich brauche viel Schlaf, er ist mir aber nicht immer in dem Maß vergönnt, wie es gut für mich wäre. Ich brauche schon deshalb viel Schlaf, damit ich meine Verletzungen auskurieren kann.

Die Sicherheit des Schlafzimmers, der Mantel der Dunkelheit, ist ein Schutzschild, welcher es leichter macht, sich zu öffnen und Barrieren fallen zu lassen, mit denen wir uns im Alltag umgeben. Und ich habe gelernt, Schlafstörungen wegzuzaubern …

Ich mache aus dem Zubettgehen ein ganz großes Ritual: Von Körperpflege, aromatherapeutischen Vollbädern, Gesichtsmasken über Enthaarungsbehandlungen, Maniküre, Pediküre, Gute-Nacht-Tees, Zahnseide bis hin zur Haarkur kommt alles nach einem Rotationsprinzip immer mal wieder an die Reihe.

UND: Keinerlei belastende E-Mails, Korrespondenz, negative Angelegenheiten vor dem Zubettgehen bearbeiten. Wir nehmen das alles mit in die Nacht und verarbeiten es im Schlaf. Muss man vorm Einschlafen wirklich Horror- und Schreckensmeldungen aus den Medien recherchieren? Noch schnell das Konto prüfen, die Post vom Finanzamt lesen und Beschwerdebriefe formulieren?

Erzählte mir doch jüngst eine sehr prominente, frisch geschiedene Bekannte, ihre Ehe habe nur noch daraus bestanden, abends im Bett Akten zu wälzen. Da sie Juristin ist, war das eh schon ihr Alltag. Um dann Ansprüche und Vermögenswerte zu sondieren, wurden auch im Schlafzimmer nur noch Schriftsätze, Verfahren sowie Verfügungen bearbeitet – und dann natürlich Schlaftabletten zusammen mit ein paar „steifen Drinks" konsumiert, um überhaupt zur Ruhe zu kommen.

Im Schlafzimmer sollten Körper und Geist sich laben. Schlaf bringt Wohlbehagen. Wem der Kontakt dazu gänzlich abhandengekommen ist, der wird nicht einfach den Schalter umlegen können und nachts Ruhe finden. Dann beginnt im Dunkeln das Mühlrad im Kopf erst recht zu rattern, und man sitzt quasi aufrecht vor Spannung und Energie im Bett. Muss am nächsten Morgen aber um halb drei aufstehen, weil das Taxi zum Flughafen um vier Uhr wartet und man mit dem ersten Flieger um sechs nach Frankfurt muss. Also wälzt man sich von der einen Seite auf die andere und wird den nächsten Tag komplett gerädert durchstehen. Um diese Gedankenspirale zu durchbrechen und in den ersehnten Schlaf zu finden, mache ich Folgendes …

MEINE BEWÄHRTESTEN SCHLAFSTRATEGIEN

1. *Aufstehen! Schummriges Licht anmachen, ein Buch lesen, den Kalender durcharbeiten, Fotobücher ansehen, Rezepte durchforsten, Kochbücher lesen, Wasser trinken, Ferienkataloge durchblättern, Reiseziele planen, Hotels aussuchen, Müsli zum Frühstück einweichen, Einkaufsliste für den Tag erstellen, Liste mit guten Vorsätzen notieren.*

Innerhalb von 30 Minuten werden diese Aktionen im Halbwachzustand so viel Energie verbrauchen, dass Sie aus den Latschen kippen und wirklich wegratzen. Genießen Sie schlaftrunken den frühen Morgen, wenn Sie im Sommer nicht durchschlafen können.

2. *Es ist ein Problem, dass man im zweiten Drittel des Lebens weniger Schlaf benötigt. Gehen Sie also gar nicht erst ins Bett, wenn Sie noch nicht müde sind. Warum um 21 Uhr in die Falle steigen, wenn man lustig drauf ist und Briefe schreiben, Kuchen backen, Lichterketten basteln, Netflix-Serien schauen will? Ein Spaziergang mit dem Hund, eine Runde joggen, ein Besuch in der Kiezkneipe, ein schönes Bier, ein Bummel ums Karree, all das mag durchaus helfen.*

3. *Flauschige Decken, Lavendelkissen, Kerzenschein, Musik, Radio, Lichterketten, die Bilderrahmen meiner Lieben … umgeben Sie sich im Schlafzimmer mit dem, was Sie beruhigt und Harmonie herstellt.*

Oft ist der Nachttisch ein Indikator dafür, was im Leben gerade so abgeht. Oftmals bin ich ganz erstaunt, wie ungemütlich und nüchtern manche Menschen ihr Schlaflager, ihre Bettstatt herrichten. Von leeren Flaschen über alte Zeitungen, Akten, ungeöffnete Post, schlechte Geschäftsbeziehungen, leere McDonald's-Schachteln, verschmierte Pizzakartons bis zu kaputten Weckern, abgelaufenen Medikamenten, verstaubten Magazinen sammelt sich neben der Matratze am Boden alles an, was zwischengelagert werden sollte. Man kann froh sein, wenn man nicht über Kondome und alte Tampons stolpert. Also da würde ich auch schlecht schlafen.

4. *Leider kommen ausführliche Plaudereien mit guten Freunden kurz vorm Schlafengehen auch aus der Mode. Zweieinhalb bis drei Stunden haben wir früher telefoniert, analysiert, das Herz ausgeschüttet, uns einander anvertraut … das war besser als jede Therapie beim Fachpersonal. Wenige sind allerdings noch dazu bereit, weil sie ziemlich früh rausmüssen, Verpflichtungen zu erfüllen haben oder nach einem extrem anstrengenden Arbeitstag einfach am Abend nichts mehr hören und sehen oder gar zugetextet werden wollen.*

5. *Guter Schlaf ist ein Quell der Gesundheit, der inneren Ausgeglichenheit und Ruhe – nutzen Sie den Alltag, um sich ganz bewusst darauf vorzubereiten. Selbst Bettbeziehen kann helfen, sich auf eine geruhsame Nacht zu freuen. Kuschelige Bettsocken, eine leckere Fußcreme, eine schöne Pediküre, aromatherapeutische Duftkerzen, eine Wärmflasche, eine neue Nachttischlampe, eine Maskenbehandlung, Kerzenschein, Kamillentee … Mir hilft beim Einschlafen nicht selten eine Mousse au Chocolat! Sie sollten es ausprobieren: Versuchen Sie einfach, sich selbst gut zu behandeln. Das ist für viele Menschen Neuland!*

6. *Lesen Sie im Bett ein Buch übers Schlafen! Zahllos ist die Literatur, die sich mit dem Schlaf befasst, und sie hat die angenehme Nebenwirkung, dass sie wie ein Placebo müde macht.*

7. *Und abschließend noch das beste Hausmittel aller Zeiten: tagsüber richtig schuften. Unkraut schon gejätet? Herbstlaub schon entsorgt? Fenster und alles Silber geputzt? Alle Betten frisch bezogen? So was macht müde!*

Und wenn Sie dann immer noch nicht schlafen können, empfehle ich den gesamten Tag über spontane Nickerchen. Oder aber Meditations-CDs. Oh Gott, die sind ja sooo was von laaangweilig, da schlafe ich sofort ein.

ÜBER DAS PRIVILEG, 70 ZU SEIN

Neulich habe ich fast einen Auffahrunfall verursacht: am Ku'damm in Berlin bewegte sich eine riesige Slide-Reklamewand, und ich las in graublauen, trüben Großbuchstaben: ÜBER 60 UND KEINER DA, DEN DU ANRUFEN KANNST? SPRICH MIT DEN SILVERLINERN … WIR HÖREN DIR ZU! Darunter eine 08118-Telefonnummer, bei der offenbar Seelsorger abheben mit dem Auftrag, Telefonkosten zu produzieren. Das Modell auf dem Riesenposter eine runzelige Oma im Schaukelstuhl, am Ohr einen Hörer mit langem Kabel und Wählscheibentelefon!

Fuck you! Wer erlaubt eine derart diskriminierende Kampagne von vorgestern, die ein Image zementiert, als wären alle, die Ü60 sind, gaga? Ich kenne jede Menge Bäckereiverkäuferinnen – Monster bei Thonke im Aushilfspharaonenlook zwischen 16 und 30 –, die gaga sind und geistig voll einen an der Waffel haben. Die waren als Kids schon gaga und werden es immer bleiben. Und erst all jene, die ab 30 schon gaga sind. Dann bedeutet diese Werbung also, dass die 60-Jährigen in der Hackordnung noch nach dem Tierschutzverein kommen, wenn es um den Schutz der Würde geht?

Denn offensichtlich ist es völlig legal die gesamte Babyboomer-Generation als frühzeitig dement vorzuführen und als Silverliner auf dem Abstellgleis zu promoten, wo wir noch 40 Jahre im Ohrensessel warten, bis der Sensenmann uns abholt? Und bis dahin sollen wir wie ET nach Hause telefonieren, aber kein Schwein ruft uns an, oder was?

Was soll der Scheiß? Ich möchte Strafanzeige erstatten wegen übler Nachrede und Diskriminierung: Eine solche Verletzung der Grundrechte ist ja nicht mal bei der Massentierhaltung erlaubt, und wir sind schon ein paar mehr als alle Schweine, Rinder, Hühner und Lämmer zusammen. Ich glaube, ich rufe bei der *Bild* an und lasse mich fotografieren, wie ich in Strapsen einen Farbbeutel auf dieses verfickte Plakat werfe.

Mit 70 werde ich definitiv auf dem Zenit sein! Und an jedem einzelnen Tag meines Lebens werde ich beweisen, dass Alter nicht bedeutet, zu verstummen, unsichtbar zu werden und aufs Abstellgleis zu geraten. Gaga ist jemand, der als Werbemacher solch ein derart veraltetes Image promotet!

Eher hätte man promoten sollen: „Die Anzahl der Todsünden von Kleinbürgern wurde auf sechs reduziert, denn ab 60 gehört EITELKEIT nicht mehr dazu." Diese ist im letzten Drittel des Lebens eines der letzten Zeichen von persönlicher Note und Kultur. Wer ein Leben lang nicht mehr zu bieten hatte als Äußerlichkeiten, wird allerdings irgendwann zugeben müssen, dass er ab 60 mehr vorzuweisen hat, als auf Social Media das Duckface mit den neuen Lippen zu posten.

Ab 70 dürfen Sie unverblümt sein. Sie können sich erlauben, massiv die Zeitspanne zu verkürzen, die Sie benötigen, um festzustellen, dass jemand ein Arschloch ist, und es ihm auch sagen. Denn Sie haben keine Zeit mehr zu verlieren.

Und ihr glaubt also, 70 zu sein wäre ein Problem?

Dann versucht erst mal 18 zu sein! Oh mein Gott, ich wage es kaum, mich an dieses Chaos von damals zu erinnern. Ein Leben in kompletter Unsicherheit: der Aktienmarkt am Boden, die Arbeitslosigkeit oben, ein Studium unbezahlbar, ein Auslandsaufenthalt unerschwinglich, eine Wohnung nur mit Wohnberechtigungsschein, überall Demos, Wasserwerfer und Molotow-Cocktails, Fernreisen bis Italien zu viert im Käfer, alle, die man kannte, sexsüchtig, als Schwuler wurdest du verprügelt und musstest dich verstecken, und kurz vor dem Brandenburger Tor wurdest du erschossen! Wer das überlebt hat, den hat Rinderwahn, Vogelgrippe und HIV erwartet. In den 90ern wurde die Hälfte meiner Kollegen von Seuchen hinweggerafft. Du wurdest schuldig geschieden und warst mit einem unehelichen Kind ein gesellschaftlicher Außenseiter, der nicht mal eine Wohnung bekam.

Wer das durchgestanden hat, der schloss sein Studium mit einem Haufen BAföG-Schulden ab, wodurch es unmöglich wurde, bei den Banken Kreditwürdigkeit zu bekommen, weshalb man kein Haus kaufen konnte und es utopisch war, eine Familie zu gründen und zu ernähren. Das alles fand vor den Horrorszenarien des Vietnamkriegs und der Bedrohung durch die Atombombe statt und wurde mit apokalyptischen Hurrikans, Tornados, Erdbeben und Sintflutszenarien dekoriert.

Nur in den Schulen hat man sich damals noch nicht per Massenshootings niedergemetzelt, wie es heute modern geworden ist. Metalldetektoren und Security-Check-ups wie am Flughafen in jeder Grundschule und bewaffnete Lehrer auf dem Gymnasium, das kannten wir nicht.

Es passiert zu viel Schlechtes in unserer Gesellschaft, als dass die Kinder der 60er-Jahre mit ihrem Erfahrungsschatz jemals verstummen könnten. Und jene, die das Privileg haben, ein gesegnetes Alter zu erreichen, und mit 70 oder 80 noch bei Trost sind, die genießen den Schutz des Respekts vor dem Alter – welch ein fantastisches Podium, um die Stimme laut und deutlich zu erheben!

Wenn wir ab 70 die Alten sein sollen, dann sind wir die Weisen, diejenigen nämlich, die lang genug gelebt haben, um vergleichen und in

Relation setzen zu können. Und unsere Wahrheit wird Macht erlangen! Denn wir sind viel zu viele, um überhört zu werden.

Genau dies wird meine Definition von „altersgemäßem Verhalten" sein, ihr Wichser, die ihr flächendeckend euer Silverliner-Drecksplakat am Ku'damm platziert habt. Ich gehe davon aus, ihr Werbeheinis habt euch eine viel zu lange weiße Linie in die Nase gezogen, dass ihr uns als „Silverliner" bezeichnet! Eure persönliche XXL-Line war anscheinend deshalb so lang, weil ihr aus Angst vor uns erstarrt seid und Panikattacken habt, weil euer Hirn vor lauter Kokserei keine kreativen Einfälle mehr produzieren kann! Dass ihr an dem Punkt angelangt seid, das habt ihr mit eurer Verkennung unserer Kapazitäten und der gesamten Wirklichkeit ja bundesweit unter Beweis gestellt. Wer so bekloppt ist wie ihr, der wird gar nicht erst 60 werden. Das ist meine Meinung!

Vielleicht gelingt es der Wissenschaft, dass Menschen altern, ohne sich jemals „altersgemäß" zu verhalten. Es sieht ganz danach aus, dass die Leistungskurve nicht mehr mit den Zahlen hinter unserem Namen übereinstimmt. Ich kenne 20-Jährige, die mit Schnappatmung gerade so die Treppen bis in den sechsten Stock hinaufkommen, ohne zu kollabieren, und sich permanent entschuldigen müssen, weil sie vergesslich sind und ihren Alltag nicht sortieren können. Da sind doch jene besser dran, die mit 60 plus das erste Mal keine Brille mehr brauchen, weil sie sich die Augen lasern lassen und daher verdammt exakt einen Lidstrich ziehen können.

In die Welt hinauszugehen, um seine Meinung kundzutun, wird besser gelingen, wenn man auf Glamour setzt und mit ein wenig Make-up seinen Schutzschild vor sich herträgt. Pastelltöne lassen sich mit weißem Haar fabelhaft kombinieren, und da wir ja alle bald Rentner sind, haben wir den halben Tag Zeit, um uns zurechtzumachen, und müssen nicht mehr wie früher morgens auf die Schnelle die Camouflage auflegen. Nein, wir werden, proportional zur Freizeit, jeden Konturenstift präziser ansetzen, weil wir verdammt gut sehen können und mehr Zeit haben, als jeder Starvisagist es sich nur erträumen kann.

70 zu sein ist nicht nur ein Privileg, es ist ein Geschenk!

Dieses Geschenk sollten wir dankbar annehmen und all das der Welt kundtun, was wir gelernt haben, während wir Fehler machten, eines Besseren belehrt wurden, Erfahrungen sammelten, und hoffentlich etwas Wertvolleres hinterlassen als das, was wir befürchtet hatten. Länger leben und besser altern als unsere Großeltern, das ist uns sicher!

Für mich ist das ein Grund, ab 70 mein Leben zu einer einzigen Kostümparty werden zu lassen. Und mit korrekter Kleidung und korrektem Humor ist man für den Dschungel der kommenden Dekade gewappnet. Ausgerüstet, um neue Ziele zu avisieren und das wertvollste Projekt unseres Lebens zu starten.

Werden Sie Mentor!

Finden Sie jemanden, dem Ihre Expertise auf die Sprünge helfen kann. Das wird nicht schwierig sein. Trinken Sie Kaffee mit Leuten, die Ihnen unbekannt sind. Hören Sie ihnen zu und stellen Sie Fragen. Bieten Sie Unterstützung an, was auch immer gefragt ist. Reichen Sie die Hand und machen Sie Konversation.

Hören Sie zu und verschenken Sie Zeit

Wählen Sie ein Thema, haben Sie eine Idee, nähren Sie eine Vision. Die Umwelt, Politik, das Mittagessen in Schulen oder Kindergärten, die Größe von Schulklassen, das Sponsoring der schönen Künste, der Klimawandel, Transport, die Gesundheit oder das Kulturleben. Bringen Sie eigene Erfahrungen mit ein und entscheiden Sie sich für ein Anliegen, das über den persönlichen Nutzen hinausgeht und unserer Gesellschaft dient.

Beginnen Sie ein neues Hobby

Ob es nun Muffinback-Coaching, Klöppeln, Gärtnern, Malen oder Dichten ist. Teilen Sie das, was Sie lieben und was Sie interessiert, mit anderen. So entstehen neue Communitys, neue Freundschaften. Erschaffen Sie eine freundlichere und wärmere Welt.

Behalten Sie die Kontrolle über Ihren Körper

Turnen Sie, auch wenn Sie zuvor noch nie geturnt haben. Trainieren Sie Ihre Stimme. Singen Sie. Seien Sie stark und fokussiert. Treten Sie was los. Heizen Sie den anderen ein. Haben Sie Freude am Alltag, machen Sie sich einen Spaß daraus, und glauben Sie bloß nicht, es würde sich nicht lohnen, die Dinge zu verändern und für einen Wandel einzutreten.

Ob 70, 80 oder 90: SAY HALLELUJAH!

All die Jahre, die hinter Ihnen liegen, sind ein Kleinod in Ihrer Hand. Ein Schatz, über den Sie verfügen und den Sie gestalten können. Und deshalb sind Sie bestens gerüstet, einen Unterschied zu machen und zu zeigen, dass es auch anders geht, als hippe Werbekokser sich die Welt vorstellen. Gehen Sie hinaus, und zeigen Sie der Welt Ihre Stimme. Sie werden überrascht sein, wer alles auf Sie wartet und Ihre Meinung hören will.

Finden Sie den Weg zu Ihrer ganz eigenen Musik: sei es Oper, Operette, Musical, Swing, Rock 'n' Roll, Blues, R&B, Disco, Soul oder Jazz – die Nahrung, die Sie Ihren Ohren liefern, wird Ihre Seele zum Swingen bringen. Selbst wenn wir den Rollator vor uns herschieben, das Hörgerät pfeift und die Sehkraft schwindet, die Fähigkeit zu lieben, verschwindet als Letztes! Denkt daran und verschenkt eure Gefühle, solange Ihr noch bei Sinnen seid! Nicht, dass eure Liebe die Falschen erwischt!

Das Leben ist verdammt kurz: Also genießt jeden einzelnen Tag, macht das Beste daraus und würdigt jede einzelne gottverdammte Rose! Ich persönlich plane jedenfalls für die nächsten Jahrzehnte, die genauso sarkastische, vollmundige, spitzzüngige Bitch zu bleiben, als die ihr mich kennen und lieben gelernt habt!

OUTTAKES

„Okay, Botox hilft, aber es gibt nichts unter Gottes Sonne, was Ihnen 40 Jahre Ehehölle aus der Visage herausbügeln kann."

„Verheiratet zu sein, das ist, wie in einer zu heißen Badewanne zu sitzen. Wenn man nur lange genug stillhält, gewöhnt man sich früher oder später an den Schmerz."

„Sex in der Ehe ist wie Einkaufen an der Tankstelle. Wenn man früh um vier dringend was braucht, weiß man, wo man es kriegen kann, und es liegt immer an derselben Stelle. Leider ist die Ware nicht sehr frisch."

„Ich selber habe mir nie viel aus Sex gemacht. Die konventionellen Positionen machen mich klaustrophobisch, von den anderen bekomme ich Maulsperre oder einen steifen Hals. Und was ich gar nicht leiden kann, ist, wenn die Kerle laut stöhnen, kurz bevor sie kommen. Davon wache ich immer auf!"

„Okay, es gibt Fälle, wo ich eine Ausnahme machen würde. Nehmen Sie dieses Seriensternchen aus L.A., diese Meghan Markle, meine amerikanische Kollegin, die sich den Enkelsohn der Königin von England geschnappt hat. Prinz Harry. Sie hat ihn bei seinen Wunden gepackt. Und was die Queen ihr bieten konnte, das war nicht genug für Rachel Meghan Markle. L.A.-Girl halt. Trainiert, um aus allem, was sie greifen kann, Profit zu schlagen und es zu ihrem eigenen Nutzen zu melken. Ich bin da anders. Schauen Sie: Prinz Harry gehört England, Irland, Island, Schottland, Australien, Kanada, Wales, Neuseeland, die Hälfte der Karibik. Icke? Ick würde schon ein gerupftes Huhn vögeln für Cottbus."

„Nun ja, wenn man in Hollywood 35 wird, ist man älter als die meisten Häuser dort. Und alte Ruinen wirken nun mal am besten in der Abenddämmerung."

„Okay, man wird mit zunehmendem Alter auch verarscht. Mein Internist misst neuerdings meine Körpertemperatur immer mit dem Mittelfinger. Und manche Leute gehen ja nur deshalb zur Darmvorsorge, weil sie sonst gar kein Sexualleben mehr haben."

„Sie müssen also keine Angst haben, wenn ich mir immer mal in den Schritt greife, das mache ich nur, um meine Gebärmutter zurückzuschieben."

„Älterwerden bringt ausgesprochen viel Freude. Ich sehe eigentlich aus wie früher, nur dass alles jetzt ein bisschen tiefer hängt. Nehmen Sie zum Beispiel meine Brüste, die machen mir viel, sehr viel Freude! Die sind in Zeiten des Klimawandels wie ein Barometer. An Tagen, an denen sie stramm stehen, scheint die Sonne, an Tagen, an denen sie tiefer fallen, gibt's Bodennebel."

„Und ich werde auch in Zukunft an meinem Körper nicht herumschrauben lassen. Ich denke doch nicht dran, mir die Brüste vergrößern zu lassen. Wenn die Kerle größere Brüste wollen, sollen sie sich doch die Hände verkleinern."

„Es drohen im Alter natürlich auch neue Gefahren ... man muss sich dran gewöhnen! Wer stundenlang auf dem Sofa döst, wird von minderjährigen Enkeln schon mal für tot gehalten."

„Das Gemeinste am Altern ist, dass über das Alter der Männer völlig anders geurteilt wird als über das der Frauen."

„Beliebten Barden der TV-Landschaft wird zugestanden, aus ihrer Vergreisung ein öffentliches Spektakel zu machen. Nehmen Sie diesen ganz bekannten Showmaster (mir fällt der Name grad nicht ein): Der verschwindet vor jedem Gang ins Studio erst mal für zwei Stunden in der Maske. Ich frage mich, was er in der Zeit an sich machen lässt. Er betritt die Maske als alter Sack und er verlässt sie auch wieder als alter Sack. Bei mir findet ja wenigstens noch ein Wunder statt."

„Wahrscheinlich beansprucht das Kleben der Perücke so viel Zeit. Was meinen Sie, wie viele TV-Helden mit Zweitfrisur arbeiten? Wie finden Sie beispielsweise das Toupet von unserem ältesten Moderator? Ich habe es mal entdeckt, als ich es am Flughafen aus einer Tasche herauspurzeln sah. Ich hatte es zuerst für seinen kleinen Yorkshireterrier gehalten."

„Das alles setzt im Alter Männer unter Druck! Wer früher den Weibern beherzt in den Po kniff, der winkt plötzlich mit der Krücke hinterher."

„Klar, wenn ein Mann mit 50 plus immer noch den Champagner aus der Pantolette der Geliebten trinkt, muss er aufpassen, dass er nicht an einer Doktor-Scholl-Schuheinlage erstickt."

„Es ist eine der größten Ungerechtigkeiten, dass Männer beim Aufwachen genauso aussehen wie beim Einschlafen – Frauen implodieren über Nacht."

„Fest steht: Die Kinder der 60er-Jahre werden sich dem Rentnerdasein verweigern, selbst wenn das Teddybär-Tattoo am Unterbauch längst zur Giraffe geworden ist."

„Dass ICH älter werde, habe ich diese Weihnachten an meinen Geschenken bemerkt! Keine durchsichtigen Negligés – wahrscheinlich weil jeder weiß, dass meine Partner eh nicht mehr durch sie hindurchsehen können. Stattdessen bekam ich von meiner Mutter ein Pediküre-Set: Soll mir ja nicht so gehen wie einer berühmten Schauspielerin, die ich letzten Sommer an der Ostsee getroffen hab. Sitzt die im Strandkorb, mache ich ihr ein Kompliment für ihre schicken, braunen Krokoschuhe. Dabei war die barfuß."

„Ich habe mir jedenfalls vorgenommen, steinalt zu werden. Ich will alle überleben, die ich nie leiden konnte! Und das sind eine ganze Menge Leute."

„Sterben kann sich doch kein Mensch mehr leisten. Wissen Sie, was das heutzutage kostet? Die haben doch das Sterbegeld gestrichen! Aber ich hab mir 'ne Stelle auf dem Friedhof schon reservieren lassen. Ich lass mich im Stehen begraben. Um Platz zu sparen. Und auch nur bis zur Taille. Da kann ich die Grabpflege gleich selber machen."

„Ich plane, im Alter aber erst mal ein Restaurant zu eröffnen. Vegetarisch. Und nur für Lesben. Ein vegetarisches Lesbenrestaurant. Mit Darkroom. Ist doch ganz einfach: Kommt in jede Ecke ein Leckstein und dann mache ich einfach das Licht aus."

„Traurig stimmt mich nur eins: Dass ich, LA NICK, nie einen Kulturpreis gewonnen hab. Genau wie Marlene Dietrich, genau wie Greta Garbo, genau wie Zarah Leander. (Schon wieder eine Gemeinsamkeit mit den echten Ikonen und Legenden des Showbiz!) Aber ich hätte den Pokal natürlich verdient. Kulturpreise sind wie Hämorriden: Am Ende kriegt sie jedes Arschloch!"

DANKE

Zunächst einmal möchte ich mich bei Helen Mirren bedanken! Sagte sie doch jüngst in einem Interview: „Wenn ich mit meinen 70 Jahren der Jugend einen wertvollen Rat geben darf, dann wäre dieser, viel schneller und viel öfter von der Formulierung ‚fuck off' Gebrauch zu machen."

Ich hätte es nicht schöner formulieren können und nehme mir ein Beispiel an Lady Mirrens präzisen Worten.

Mein Dank gilt aber nicht nur meiner Ikone Helen, sondern all jenen, die es möglich gemacht haben, dass es tatsächlich ein sage und schreibe elftes Buch von mir gibt.

Mit Ghostwriter hätte ich das nie geschafft!

Ohne die geduldige und einfühlsame Unterstützung des Gräfe und Unzer Verlages wäre in den vergangenen zwölf Wochen das Wunder, nunmehr ein neues Werk in Händen zu halten, nicht möglich gewesen. Ja, es war eine sehr schnelle und auch relativ problemlose Geburt!

Insbesondere der Sorgfalt und Hilfe von Simone Kohl und meiner Lektorin Alexandra Bauer gilt mein Dank, denn meine Texte wurden erst durch deren professionellen Einsatz zum Buch.

Nicht zu vergessen Marie Luise Lapczyna, die mir Millionen Entscheidungen abgenommen hat, nämlich die Aufgabe, unter 10.000 Bildern, Schriften und grafischen Details die einzig richtige Auswahl zu treffen – eine Aufgabe, die durchaus zu schlaflosen Nächten führen kann.

Um all diese Elemente zu koordinieren, bedurfte es kontinuierlich der Koordination und Begleitung durch Florian Landgraf, für dessen unermüdlichen Einsatz und humorvolle Unterstützung ich mich an dieser Stelle ganz besonders bedanken möchte. Zumal seine Arbeit erst sichtbar wird, wenn die am Buch für mich bereits vollendet ist.

Den Bleistift beiseite zu legen bedeutet jedoch nicht, die Arbeit am Buch beendet zu haben, denn literarische Werke haben kein Verfallsdatum wie überreifes Obst. Somit hoffe ich, auch in Zukunft mit diesen engagierten Kollegen gemeinsam an der Präsenz unseres Buches weiterzuarbeiten, um mit all meinen bibliophilen Fans so direkt und authentisch im Gespräch zu bleiben, wie es nur durch das Medium Buch möglich ist.

Und hier sind wir bei meinen wunderbaren Fans, Freunden und langjährigen Begleitern, die mein Quell der Freude, der Arbeit und meine Inspiration sind. Danke, Danke, Danke dafür, dass es euch gibt: Wir sehen uns auf der nächsten Lesung – bald auch in eurer Nähe!

I love you all!

IMPRESSUM

Projektleitung: Simone Kohl
Redaktion und Lektorat: Alexandra Bauer (textwerk, München), Karin Leonhart für textwerk, München
Covergestaltung: independent Medien-Design, Horst Moser, München
Coverfoto: Frank Zauritz
Fotos U4, Außenklappen, Innenklappe li. unten: Hendrik Gergen
Foto Innenklappe li. oben: André Rival
Foto Innenklappe re.: Thomas Leidig
Herstellung: Markus Plötz
Satz und Innenlayout: Björn Fremgen, KONTRASTE
Reproduktion: Repro Ludwig, Zell am See
Druck und Bindung: CPI BOOKS, Ulm

ISBN 978-3-8338-7284-6
1. Auflage 2020

Die GU-Homepage finden Sie unter www.gu.de

www.facebook.com/gu.verlag

MIX
Papier aus verantwortungsvollen Quellen
FSC® C083411

Umwelthinweis:
Dieses Buch ist auf FSC-zertifiziertem Papier aus nachhaltiger Waldwirtschaft gedruckt.

GRÄFE UND UNZER

Ein Unternehmen der
GANSKE VERLAGSGRUPPE